Mario Spiz

Sündenbock Bauchgefühle

Denkfallen werten Bauchgefühle ab – Körperwahrnehmung stellt die Ordnung wieder her

Mario Spiz

Sündenbock Bauchgefühle

Denkfallen werten Bauchgefühle ab – Körperwahrnehmung stellt die Ordnung wieder her

Mit ergänzendem Fachbeitrag über „Bosheit“ von Maja Bandelier

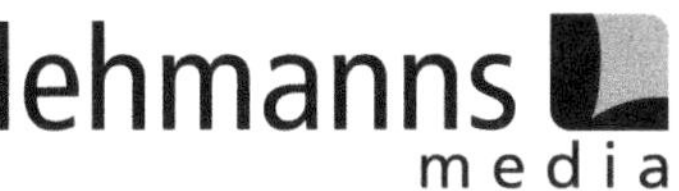

Impressum

Bibliografische Information der Deutschen Nationalbibliothek
Die Deutsche Nationalbibliothek verzeichnet diese Publikation in der Deutschen Nationalbibliografie; detaillierte bibliografische Angaben sind im Internet unter `http://www.dnb.de` abrufbar.

Helmholtzstr. 2-9
10587 Berlin
Umschlag: Peter Bachmann • Bad Zurzach • Schweiz
Satz & Layout: LaTeX(Libertinus) Volker Thurner • Berlin
Druck und Bindung: Totem • Inowrocław • Polen

ISBN 978-3-96543-425-7 www.lehmanns.de

Inhaltsverzeichnis

Dank

Wie immer gilt der erste Dank meinen Klient:innen, die mir erlaubt haben – in anonymisierter Form –, Sequenzen aus ihren therapeutischen und supervisorischen Sitzungen als passende Beispiele für das Buch verwenden zu dürfen.

Maja Bandelier möchte ich sehr herzlich danken, dass sie auch in meinem dritten Buch, unter dem Kapitel „Bosheit – der Sonderbereich“, einen außerordentlichen Beitrag aus energetischer Sicht beigesteuert hat.

Peter Bachmann, Bildhauer, Zeichner und Osteopath, auch diesmal mit von der Partie, gebührt ein großes Dankeschön. Mit großer Geduld und nie versiegender Kreativität entwarf er die Grafik für das Cover, die auf geniale Weise die inhaltlichen Aussagen meines Buches voll trifft.

Meine Partnerin Ursula Weber, die in allen drei Manuskripten die Rolle des Spiritus Rector eingenommen hat, stellte auch diesmal herausfordernde Fachfragen, unterbreitete Verbesserungsvorschläge stilistischer Natur und behielt dabei immer die Gesamtübersicht. Für den wesentlichen Beitrag zum Gelingen dieses Buches möchte ich ihr besonders herzlich danken.

Einleitung

Es schien für mich eine Notwendigkeit zu sein, das Thema „Bauchgefühle" – in letzter Zeit durch neue Bucherscheinungen, psychologische Abhandlungen und Ratgeber in den öffentlich-medialen Fokus gerückt – einer Klärung und Korrektur zu unterziehen. Nicht, um eine Wiederholung des bereits Gesagten zu zelebrieren oder auf die trendige Welle aufzuspringen, sondern weil sich auf beiden Seiten der zum Teil polarisierten Meinungslager *grundsätzliche Lücken* zu diesem Thema auftun. Eine der ausschlaggebendsten ist dabei die undifferenzierte Wahrnehmung und damit einhergehende Deutung der sogenannten Bauchgefühle, die dadurch zu einem unbrauchbaren Einheitsbrei verkommen. Eine andere, die das vorhergehende Manko entscheidend beeinflusst, ist die Dominanz der Vorstellungen und Denkmuster – vom akademischen Wahrheitsanspruch ebenfalls genährt –, die den Bauchgefühlen automatisch eine inferiore Position unterstellt.

Klar, kritisch betrachtet könnte man das Thema als eine spitzfindige „Korrektur des Üblichen" ansehen, die sich in den täglichen Praxiserfahrungen und Auswirkungen der Lücken im Beziehungsalltag von Menschen zeigen. Ebenso die Beobachtung öffentlicher Auseinandersetzungen auf sozialer, politischer und medialer Ebene, in denen das Thema, in Fakten, Sachlichkeit und Wissen verpackt, besonders krass durchscheint. Ja, vielleicht könnte man das so sehen. Nur: Die Fakten, Erfahrungen und die Feedbacks bleiben dieselben und sprechen Bände.

Es geht sogar noch weiter! Die Lücken und deren Auswirkungen im täglichen Leben sind das eine. Dass in Literatur und Publikationen keine praktischen Werkzeuge und Handhabungen der unterschiedlichen körpersensorischen Bereiche vorhanden sind, das andere. Deren Aussagen, Anweisungen und Ratschläge beziehen sich hauptsächlich auf Ergebnisse von Befragungen, soziologischen Untersuchungen und sehr oft neurobiologischen Testreihen, auf deren Grundlage sich logische Behauptungen, Anweisungen und Ratschläge leicht folgern lassen. So eindeutig diese auch klingen mögen, sie sind und bleiben – unkorrigiert – nur die halbe Wahrheit. Solange keine bewusste Differenzierung der körpersensorischen Bereiche stattfindet, die zusammen mit Intuition und Aggressionsformen pauschal als Bauchgefühle bezeichnet werden, solange werden Menschen nicht individuell wissen, was sie bewusst damit tun sollen. Sie landen höchstens im Dilemma, den Bauchgefühlen bei Entscheidungen zu vertrauen oder sie zu verdrängen, um nicht falsch zu liegen.

Die unterschiedlichen Begriffe Empfindung, Gefühl, Emotion, Stimmung und Atmosphäre, um die es bei Bauchgefühlen eigentlich geht, sind den Menschen bekannt. Sollen sie bewusst wahrgenommen werden, fühlen sich viele darin überfordert. Im allgemeinen Einheitsbrei der Bauchgefühle tummeln sich nämlich auch Intuition und die ebenso undifferenzierten Aggressionsformen. Damit werden diese menschlich wichtigen Beziehungsinformationen x-beliebig und für unsere Vernunft und Entscheidungen bedeutungslos. In der Sprache ist dies leicht erkennbar, wenn die Bezeichnungen bedeutungs- und qualitätsgleich verwendet werden oder typische Verwechslungen zwischen Verstandeserklärungen und Körperreaktionen stattfinden. Das ist so, als würden wir einen Arzt aufsuchen und ihm sagen, dass wir krank sind. Weder könnten wir ihm erklären wie, wo und seit wann sich Symptome im Körper und im Leben zeigen, noch ob dies mit unserer Lebenssituation in einem Zusammenhang steht. Wir wissen nur, dass wir krank sind. Die Zweifel des Arztes an unseren psychischen und kognitiven Fähigkeiten wären verständlicherweise berechtigt. Etwas Ähnliches geschieht, wenn wir uns angewöhnen, Bauchgefühle als diffusen Eintopf zu interpretieren. Deswegen hat die Körpersensorik für das Denken und die Vernunft keinen klaren Rahmen, wenig Logik und ist nicht wirklich aussagekräftig, weil zu fließend, chaotisch oder gar nicht vorhanden.

All das und vieles mehr sind ernsthafte Gründe, um die längst fällige Differenzierung der Bauchgefühle als Kernthema dieses Buches zu präsentieren und ihnen den verdrängten Platz im Leben wieder einzuräumen. Dann erst werden sie zum Zünglein an der Waage, regulieren unsere dominanten Denkprozesse und ebenso die Herz- und Liebesgefühle. Durch die differenzierte Körperwahrnehmung lernen wir wieder dem empfindenden Bewusstsein zu vertrauen, dessen tiefere Heimat unsere Körperweisheit und Lebensenergie ist.

Teil I

Grundlagen

Kapitel 1

Im Eintopf der Bauchgefühle

Die gängige Meinung zu Bauchgefühlen

„Bauchgefühl“ ist ein Begriff, der sich im Sprachgebrauch sowohl in der Literatur als auch im Alltag eingebürgert hat. Er steht für alle Arten von Gefühlsreaktionen, die ein Individuum konkret oder vermeintlich erfährt.

Ich habe nachstehende Fragen zu den Bauchgefühlen auf den gängigen Suchmaschinen eingegeben, um herauszufinden, welche Erklärungen und Definitionen darüber existieren und ob sie die Erfahrungen hunderter Klienten*innen spiegeln würden, mit denen ich im Zeitraum von drei Jahrzehnten gearbeitet habe:

- Was sind Bauchgefühle?
- Wozu sind Bauchgefühle gut?
- Können wir Bauchgefühlen vertrauen?
- Wie hilfreich sind Bauchgefühle bei Entscheidungen?
- Können Bauchgefühle auch täuschen?

Viele dieser Antworten, Definitionen und Erfahrungswerte habe ich versucht, in ihren Kernaussagen zusammenzufassen. Dabei stellte sich heraus, dass eine Mehrheit der Aussagen über Bauchgefühle, trotz kleiner Abweichungen und unterschiedlicher Blickwinkel, sehr ähnlich waren oder sich deckten – je nach Lager, deren Meinung und Grundwerte sie teilten. Schnell zeigten sich nämlich zwei Hauptrichtungen, die sich zum Großteil polarisiert gegenüberstehen. Deswegen habe ich diese Aussagen auch in zwei Kategorien eingeteilt. Auf Autorenhinweise verzichtete ich dabei absichtlich. Zum einen, weil Sie ähnliche Ergebnisse bekommen würden, wenn Sie selbst solche Fragen zu den Bauchgefühlen im Netz eingeben. Zum anderen, weil es mir darum ging, mögliche übereinstimmende Tendenzen mit den Erfahrungen/den Praxiserfahrungen meiner Klientel auszumachen und die Autorenhinweise mir dadurch nicht relevant schienen.

Der situationsgerechte, positive Aspekt oder das Lager der Befürworter

- „Bauchgefühle spielen in vielen Aspekten des Lebens eine wichtige Rolle, sind für blitzschnelle Entscheidungen in Gefahrensituationen überlebenswichtig, helfen innezuhalten, wenn sich etwas schlecht anfühlt und umgekehrt mutige Entscheidungen zu treffen und Risiken einzugehen, wenn wir sie als richtig empfinden.
- Im Zusammenhang von Entscheidungen meint man mit Bauchgefühl eine Art von Intuition, eine aktivierte Erinnerung, deren starke Wertung in verschiedene Richtungen gehen kann.
- Ohne Intuition müssten wir unser Handeln stets durchdenken und wären mit der Komplexität der Welt überfordert.
- Es wird empfohlen, öfter mal der Intuition zu folgen, weil das rationale Abwägen von Gründen im Pro und Kontra aufwändig ist, viel Zeit kostet und auch zu schlechteren Ergebnissen führen kann.
- Intuition ist ein Urteil, das rasch und ohne nachzudenken im Bewusstsein auftaucht. Es entsteht nicht in der Magengegend, sondern im Gehirn.
- Das Bauchgefühl kann sehr schnell starke Kräfte mobilisieren und binnen Sekunden auf gesammelte Erfahrungen und Informationen des Unterbewusstseins zurückgreifen.
- Unsere Intuition lässt viele vor einem Dilemma stehen, wenn der Kopf nein und der Bauch ja sagt. Gefühle machen Entscheidungen zwar nicht leichter, dafür aber oft besser.
- Bauchentscheidungen sind eher Kopfsache und machen zufrieden.
- Die im Körper spürbaren Emotionen sind in Verbindung mit dem Teil des Gedächtnisses, der unser Erleben und Verhalten beeinflusst, was uns nicht bewusst ist.
- Intuition ist ein unbewusstes Wissen, durch assoziatives Lernen erworben, im Gedächtnis gespeichert und automatisch verarbeitet. Der intuitive Denkprozess tritt als Gefühl auf, aus dem Entscheide gefällt werden.

- Das Unterbewusstsein speichert viel mehr Informationen als unser Bewusstsein. In vielen Situationen ist es ratsam, auf das Bauchgefühl zu hören, um schnellere und bessere Entscheidungen zu treffen …"

Der Autor Gerd Gigerenzer stach hier besonders mit den Ergebnissen seiner Forschungsarbeiten am Max-Planck-Institut heraus und scheint mir repräsentativ für dieses Lager zu sein. Die Zusammenfassung seiner Kernaussagen stammt aus einem Interview mit ihm:

Intuitive Entscheidungen sind nicht rational, das liegt jedoch an der Theorie der Rationalität. Denn sie ist eine Theorie, die voraussetzt, dass man alle Konsequenzen, Alternativen und Wahrscheinlichkeiten wüsste. Das ist in vielen Fällen nicht möglich und deswegen benötigen wir beides. Wir dürfen nicht vergessen, wie wichtig Intuition ist und wie wichtig einfache Regeln sind, die wir Heuristik nennen, auf denen Intuition oft basiert, um mit einer unsicheren Welt umzugehen. Heuristik ist so etwas wie eine Faustregel, die sich auf das Wesentliche konzentriert und den Rest ignoriert. Das heißt, man geht nur aus einem einfachen Grund vor. Es kommt oft vor, dass Menschen keine Entscheidungen treffen können, weil sie zu viel darüber nachdenken. Wenn man Erfahrung hat in einem Bereich, spürt man schnell, was am besten zu tun wäre, was nicht immer bedeutet, dass es das Richtige ist. Intuition ist gefühltes Wissen, was sehr schnell ins (Tages-)Bewusstsein gelangt, wir aber nicht wissen, warum [1].

Das Buch von Gigerenzer „Bauchentscheidungen – die Intelligenz des Unbewussten und die Macht der Intuition" schlägt ebenfalls diese Richtung ein[2].

Soweit also einige der wichtigsten Aussagen Gigerenzers zur Intuition. In diesem Tenor ging es denn auch weiter, sowohl bei Aussagen von Psycholog:innen als auch in Hinweisen auf wissenschaftliche Berichte, Bücher und Institutionen, die sich mit Bauchgefühlen, Intuition und Gehirnfunktionen auseinandersetzen. Desgleichen mit Zusammenfassungen von Erfahrungswerten.

Fazit

So interessant und motivierend diese Ansichten und Meinungen auch sein mögen, nehmen sie leider *keine Differenzierung der körpersensorischen Bereiche vor,* die pauschal und unkorrekt als Bauchgefühle bezeichnet werden. Außerdem findet, von wenigen Ausnahmen abgesehen, fast durchgehend die Gleichsetzung der Bauchgefühle mit Intuition, Gedächtnis und dem Unbewussten statt. Kein Wunder also, dass keine praktischen Werkzeuge für die Körperwahrnehmung und bewusste Unterscheidung der Qualitäten und deren Werte *in Bezug zum individuellen Lebenskontext* vorhanden sind. So motivierend für viele Menschen die Kernaussagen der Befürworter auch sein mögen, so wenig nützen sie in der praktischen Anwendung, wenn wir uns in der Falle zwischen Bauchgefühlen und kritischen Zweifeln befinden. Die Grundlagen zur Differenzierung, damit wir überhaupt zu einer subjektiv richtigen Entscheidung kommen, werden von den Befürwortern nicht mitgeliefert. Durch ihr Fehlen schlägt das dominante Denkmuster sofort zu, indem die alten Vorstellungen sich gegenüber den Bauchgefühlen einseitig durchsetzen. Eine frustrierende Erfahrung, die den Bauchgefühlen wiederholt die mehrheitliche Geringschätzung bestätigt.

Der kritisch bewertende, negative Aspekt oder das Lager der Skeptiker

- „Das Unterbewusstsein kann uns in die Irre führen und ein Gefühl senden, das für die Situation nicht relevant ist.
- Oft entscheiden wir aus dem Bauch heraus, obwohl Kopf und Verstand etwas anderes sagen.
- Es zeigte sich, dass Bauchgefühle uns schnell täuschen können.
- Intuition widersetzt sich manchmal logischen oder mathematischen Schlüssen.
- Für Wahrnehmungsverzerrungen ist das Bauchgefühl besonders empfänglich.
- Wenn es um die Wahrheit geht, sollten wir wissenschaftliche Analysen dafür verwenden und nicht das Bauchgefühl.
- Das Bauchgefühl ist ein Erfahrungsgedächtnis, das auf dem Boden von Erfahrungswerten funktioniert und wird oft mit Intuition verwechselt.
- Der Bauch weiß ziemlich genau, was er will, er muss nicht immer recht haben.
- Berühmte und einflussreiche Persönlichkeiten scheinen leider in ihren folgenschweren Entscheidungen ebenfalls ihren Bauchgefühlen mehr vertraut zu haben als ihrem Verstand …“

Im Lager der Skeptiker ragte R. Bonelli heraus, der seine Ansichten unter anderem auch mit der Theorie von S. Freud unterlegte. Ich fasse auch hier nur ein paar seiner Kernaussagen zusammen, die auf der Linie der bereits dargelegten Ausführungen liegen:

Zwar stellt Bonelli dem Bauch ein wichtiges Zeugnis aus, nachdem dieser oft schneller und sensibler als der Verstand reagiert, das Auffangbecken unserer Erfahrungen ist und Dinge sieht, die wir mit Augen und Vernunft nicht wahrnehmen können. Er meint, dass wir viele Vorteile daraus ziehen können, wenn wir ihn klug nutzen. Der Großteil seiner Bewertungen läuft jedoch darauf hinaus, dass wir *„dem Bauch zuhören, ihm jedoch nicht folgen sollten*". Auch die Kernaussagen in seinen Videobeiträgen sind überwiegend kritisch bewertend. Für ihn ist *„die Selbstverwirklichung des Bauches problematisch, die niemals gelingt und ins Unglück stürzt. Der Bauch will das Unmögliche, Lustmaximierung und Unlustvermeidung zu jedem Preis; er ist konzentriert auf kurzfristige Befriedigung, immer auf der Suche nach mehr. Der Bauch allein kann nicht erfüllt sein, erfüllt kann nur das Herz sein usw."*[3]

Fazit

Misstrauen und große Zweifel an der Zuverlässigkeit und Seriosität der Bauchgefühle, wenn wir ihnen zuhören und bei Entscheidungen großes Gewicht beimessen, sind ebenfalls nur die halbe Wahrheit. Diesmal aus einer umgekehrten Beurteilung im Vergleich zum Lager der Befürworter.

Das Lager der Skeptiker, das den Bauchgefühlen eine inferiore Stellung gegenüber dem Denken einräumt, besitzt vor allem im gesamten akademischen Bereich eine große Mehrheit. Pauschal ausgedrückt hieße das: „Das Denken muss immer die Oberhand über die Bauchgefühle besitzen, sonst sind Logik und soziale Ordnung in Gefahr". Damit wird nicht nur die kollektive Meinung der Gesellschaft beeinflusst – selbst wenn es sich in der Praxis oft anders gestaltet – sondern fließt unweigerlich in den psychologischen und therapeutischen Bereich hinein. Das Grundversäumnis der Skeptiker liegt wie bei den Befürwortern in der Undifferenziertheit der körpersensorischen Bereiche.

Es findet eine Gleichsetzung von Bauchgefühl und Unterbewusstsein statt und der Intuition wird ein emotionaler Automatismus attestiert, der sich aus Erfahrungen und Verhaltensmustern ergibt. Den Bauchgefühlen wird von vorneherein eine begehrliche Grundtendenz nach unreflektierter Durchsetzung zugeschrieben, ohne Rücksicht auf den Gesamtkontext, so als ob das nur ihrer grundlegenden Natur entspräche. Es wird nicht hinterfragt, wer hier rücksichtslos sein Ziel erreichen will oder nach Befriedigung des angestrebten Zustandes sucht und negative Gefühle vermeiden will. Ebenso wenig, auf welchen defizitären Ebenen sich diese Tendenzen bilden und mit welchen Persönlichkeitsanteilen sie zusammenhängen. Aus dem Überhang dieses Lagers, vor allem wenn es darum geht, im Leben Weichen zu stellen und Entscheidungen zu treffen, richtet sich der Fokus dieses Buches auf die Aussagen der Skeptiker.

Im zweiten Teil des Buches – Mythen, Antworten, Erfahrungswissen – werde ich ab Seite 151 auf diese einseitigen Wertungen und zu Mythen gebildeten Behauptungen gezielt eingehen. Anhand täglicher Praxiserfahrungen lässt sich klar aufzeigen, welche Grundlagen hier einfach ausgeblendet werden, damit solche Aussagen und Werte überhaupt zustande kommen. Eine bewusst differenzierte Körperwahrnehmung scheint in beiden Lagern kaum Bedeutung zu haben, mit fatalen Folgen für Individuen und Beziehungen.

Zuerst aber im I. Teil zu den vernachlässigten und damit fehlenden Grundlagen. In den folgenden Kapiteln wird ihre grundlegende Bedeutung für Wahrnehmung, Denkprozesse, Entscheidungsfindung und Handlungen aufgezeigt.

Kapitel 2

Fünf körpersensorische Bereiche (The Big Five)

Empfindungen – Gefühle – Emotionen – Stimmungen – Atmosphären (EGESA)

Bevor wir uns den Kernaussagen der positiven und negativen Aspekte zuwenden, werde ich einen präzisen Referenzrahmen zu den Bauchgefühlen geben, der sich aus den unzähligen praktischen Erfahrungen mit Klienten*innen – Paaren und Gruppen aller Gesellschaftsschichten –, in über 30-jähriger Tätigkeit herauskristallisiert hat. Die zentralen Fragen, die uns automatisch auf den Referenzrahmen hinsteuern, sind:

- Was alles ist in diesen sogenannten Bauchgefühlen enthalten?
- Was kommt heraus, wenn wir uns bewusst auf sie einlassen und sie versuchen, zunächst ohne Wertungen oder Vorurteile, zu differenzieren?

Wenn wir diesen Fragen nachgehen, erscheinen fast zwangsläufig die fünf Bereiche der Körpersensorik, das sind Empfindungen, Gefühle, Emotionen, Stimmungen und Atmosphären, abgekürzt als **EGESA**. Sie treten zusammen mit unterschiedlichen Qualitäten und Phänomenen auf, die sich aus der Körperwahrnehmung äußern:

Empfindungen (EGESA)

Beispiele dafür sind Wärme/Kälte, Spannung/Entspannung, Leichtigkeit/Schwere, Weite/Enge, Weichheit/Härte, Erregtheit/Ruhe, Bewegtheit/Erstarrung, Taubheit, Dumpfheit, Druck, Ziehen, Stechen, Brennen, Knacken, Zittern, Vibrieren, Strömen, Fließen, Pulsieren, innere Mikrobewegungen – stehend am Ort, fließend oder scheinbar wahllos hin- und her springend usw.

Empfindungen repräsentieren den untersten und grundlegendsten körpersensorischen Bereich, der direkt mit unserer Lebensenergie in Wechselbeziehung steht und der gleichzeitig die energetische Grundlage für die anderen vier Bereiche ist. *Es gibt keine Gefühle, Emotionen, Stimmungen und Atmosphären ohne eine unterlegte und in Zusammenhang stehende Körperempfindung.* Selbst wenn diese kaum wahrnehmbar ist oder sich nur als eine Ahnung äußert, weil das vordergründige Geschehen unsere Wahrnehmung absorbiert.

Erst wenn ein Brennen, ein Ziehen, eine Spannung, ein Druck usw. eine bestimmte Aufmerksamkeitsschwelle überschreitet, nehmen wir sie überhaupt wahr. Um auch die anderen Körperphänomene wahrzunehmen, die ebenfalls noch unter dieser Bewusstseinsschwelle liegen, müssen wir bewusst innehalten und uns kurz Zeit nehmen, um diese Bereiche zu erspüren. Wir würden staunen, wie permanent unser Körper jede Bewegung, jede kleinste Änderung in der Haltung, Atmosphäre, in unserem Denken, Tun und in Beziehungen in Sekundenbruchteilen und oft schon situativ (bevor diese Änderungen stattfinden) mit einer der Situation angemessenen Empfindungsreaktion parallel begleitet oder in Sekundenbruchteilen auf sie reagiert:

- Wir alle kennen Situationen, wo wir den Atem zu lange anhalten und wenn wir dann vertieft ausatmen, sich die Empfindung im gesamten Brust- und Bauchbereich ändert. Wir spüren, wie sich die Brust senkt, Oberbauch, Solar Plexus- und Zwerchfellbereich sich entspannen, wodurch sich die Empfindung einer angenehmen Weite im Brustbereich einstellt. Als ob wir mehr Raum zum Atmen hätten als zuvor. Oft fühlen wir eine gewisse Leichtigkeit, die mit einem Hauch an Freude einhergeht.
- Eine Person steht vor einem Kunstwerk oder einem Bild und ist davon tief ergriffen. Dabei kann Folgendes in ihr ablaufen: Durch das Berührtsein wird die Atmung schneller oder sie hält sie beinahe an und atmet nur noch ganz flach. Es tauchen vielleicht Stimmungen und darin eingehüllte Sehnsüchte, Erinnerungen oder plötzliche Erkenntnisse auf. Sie spürt, dass Tränen der Freude (oder Trauer oder anderen Emotionen) hervorquellen möchten. Außerdem bemerkt sie vielleicht ein innerliches Beben, Vibrieren oder viele

andere kleinste Körpersensationen. Es könnte auch sein, dass sie sogar ein wenig zittert, was auch von außen sichtbar wäre – ebenso wie vielleicht kurze Muskelzuckungen in den Beinen oder im Gesicht.

Die geschilderten Körperwahrnehmungen und unzählige andere mehr sind immer unterlegt mit Empfindungen oder wir bemerken zuerst nur diese (Wärme, Kälte, Druck, Kontraktion usw.). Unabhängig davon, ob sie nun ganz fein und kaum spürbar oder mächtig und augenscheinlich auftreten. Empfindungen stellen die grundlegendste Körperebene dar, mit einem fast fließenden Übergang mit der dahinter pulsierenden feinen Lebensenergie. Sie alle geben wichtige Hinweise, solange wir sie nicht sofort interpretieren, sondern ihnen Zeit geben, sich zu manifestieren. Dann erst können wir sie in den richtigen Kontext des Lebens stellen.

Empfindungen und Atmosphären, ohne eindeutige äußere Signale

Vor Jahren hatte ich Gelegenheit, das Phänomen des Vertrauens auf das eigene Spürbewusstsein mitzuerleben. Als Gast auf einer Pferde-Hazienda in Südamerika war ein Tierarzt anwesend, um eine Stute auf ihre Trächtigkeit hin zu untersuchen. Die Besitzer hatten diese einige Wochen zuvor besamen lassen. Der Trainer, der mit den Pferden in einer Koppel fast täglich mit der Longe (lange Leine) arbeitete, war ebenfalls anwesend. Und er war, wie die Besitzerin meinte, über den aus seiner Sicht unnötigen Tierarztbesuch offenbar verärgert. Reine Zeit- und Geldverschwendung, da er sich dessen längst bewusst sei, dass die Stute nicht trächtig war. Die Besitzerin wollte aber auf Nummer sicher gehen. Die Prozedur dauerte mehr als eine Stunde, bis der Tierarzt anhand einer rektalen Untersuchung der Gebärmutter tatsächlich feststellte, dass die Besamung fehlgeschlagen war. Der Trainer stand schweigend und stirnrunzelnd daneben. Als alles vorbei war, fragte ich ihn, was ihn denn so sicher gemacht hätte, ein paar Wochen nach der Besamung bereits zu wissen, dass das Tier nicht trächtig sei. Er meinte, dies an verschiedenen Merkmalen festzustellen und mein genaueres Nachfragen führte zur verblüffenden Antwort, dass es die körpersensorischen Bereiche seien, die viel verraten würden. Das wichtigste Merkmal, das er beschrieb, bezog sich auf die ***veränderte Qualität der Atmosphäre***, die eine Stute offenbar umgibt, wenn sie trächtig ist. Ihre Ausstrahlung sei dann anders und er nehme eine deutlich andere Empfindung der Stute gegenüber wahr, als üblicherweise (wenn sie nicht trächtig ist). Sie wirke auch optisch leicht verändert, obwohl sich von den Formen her, kurze Zeit nach der Besamung, noch nichts wirklich verändert habe. Wenn ein

Pferd trächtig sei, verändere sich der Glanz ihres Fells und es ist, „als ob ich die Anwesenheit von etwas Zusätzlichem spüre, obwohl nichts zu sehen ist". Letzteres war diesem eher wortkargen Mann wohl etwas peinlich, denn er errötete ob seiner Offenbarung und verzog sich schnurstracks in den Stall. Die Stallbesitzerin erklärte mir nicht ohne Stolz, dass dieser Trainer in seinen Beurteilungen über Pferde, Schafe und ebenso in Bezug auf die Ernte oder das Wetter praktisch immer richtig lag. Wobei er solche Aussagen meistens nur nebenbei von sich gebe, so, als sei dies das Normalste auf der Welt. Offenbar hatte dieser Mann ein untrügliches Gespür für Stimmungen und Atmosphären und – was für mich am Beeindruckendsten dabei war – er vertraute dem!

Gefühle (EGESA)

Gefühle sind körpersensorische Reaktionen, die eine emotionale Komponente besitzen, jedoch mehr mit erkenntismäßiger Selbstreflexion verbunden sind als reine Emotionen und dadurch eine richtungsweisende Qualität besitzen. Zum Beispiel zieht uns ein Gefühl in eine bestimmte Richtung oder zu einem Ja oder Nein.

Beispiele: angenehm/unangenehm, staunend, anerkennend, mitfühlend, fürsorglich, freundschaftlich, wertschätzend, zustimmend, ablehnend, kränkend, verletzend, lieblos, unterwerfend, vernichtend, versöhnend, verzeihend, dominant, loyal, solidarisch, harmonisch, ekstatisch, divergent, ambivalent, warm/kalt, intensiv/schwach, sich eingebettet-/ sich ausgesetzt fühlen, Lust/Unlust, Hingabe/Rückzug, Nähe/Distanz, Vermeidung/Annäherung, Aktivität/Passivität, Gefühle des Selbstkontaktes/der Kontaktlosigkeit, Liebesgefühl, Bindungsgefühl usw.

Die Notwendigkeit differenzierter Bauchgefühle im Arbeitsalltag

Während des oben erwähnten Südamerikaaufenthaltes hatte ich das große Glück, auf einer riesigen Rinderfarm mit den Gauchos (südamerikanische Cowboys) beim Eintreiben der Rinder eine Woche lang mitreiten zu dürfen.

Eines Morgens waren nur Danilo, der Chef-Gaucho und ich unterwegs, um auf ferner gelegenen Weiden die verstreuten Rinder zu zählen und sie danach heim zur Haupt-Estanzia (Landgut) zu treiben. Der Ritt ging mehr als eine Stunde in Richtung einer Weide, die sich am Ende des ausgedehnten Pampa-Territoriums befand. Während des teilweise schweigsamen Rittes kam ich aus dem Staunen nicht heraus und wurde ständig von Danilos Wahrnehmungsfähigkeiten überrascht. Er konnte riechen, wenn sich da, wo wir gerade entlang ritten, zuvor andere Wildtiere aufgehalten hatten. Er hatte ein untrügliches Gefühl für sich anbahnende Wetterveränderungen und konnte diese ziemlich exakt vorhersagen. Zwischendurch machte er mich auf Geräusche in der Ferne aufmerksam, die auf Füchse hindeuteten, ich selbst aber trotz angestrengten Hinhörens nichts wahrnehmen konnte. Danilo spürte nicht nur, in welcher Stimmung sich sein Pferd befand, sondern auch, ob meines sich wohl fühlte oder eine launische oder leicht gereizte Atmosphäre verbreitete. Als wir auf einen Hügel zuritten, meinte er intuitiv, dass gleich eine Horde wilder Pferde auftauchen werde, obwohl nichts davon zu sehen war. Eine Minute später brauste tatsächlich ein wahrer Pulk an Pferdestärken heran, um sich aber sofort wieder aus dem Staub zu machen. So ging es den ganzen Ritt weiter, bis wir in der Ferne den Fluss sahen, der dort fast die Breite eines Sees einnahm und wo Danilo die Rinder zählen und auch kontrollieren wollte, ob eines krank war oder ein Kalb etwa nicht trinken konnte etc. Wir blieben stehen, Danilo richtete sich auf dem Sattel auf, scannte den ganzen Horizont ab und meinte schließlich, es seien alle Tiere da und alles in Ordnung. Ich kam aus dem Staunen fast nicht mehr heraus, tummelte sich die Herde doch in einem Umkreis von mehr als zwei Quadratkilometern herum! Ich fragte ihn, wieso er sich so sicher sein könne, nachdem die Rinder noch weit weg und zum Teil für uns unsichtbar in kleinen Senken liegen konnten. Auch konnte man von unserem Standpunkt aus unmöglich sehen, ob es allen Tieren gut ging. Danilo schaute mich an, lächelte verschmitzt und sagte mit echter Bescheidenheit, dass er dies einfach fühlen würde und sich darauf verlassen könne. Dann war es an der Zeit, dass wir uns aufteilten, um von zwei Seiten her die rund 60 verstreut liegenden Rinder mit lauten Rufen aufzuscheuchen und zur Haupt-Estanzia zu treiben. Nachdem mir Danilo in diesem riesigen Gelände den dafür zu reitenden großen Bogen beschrieben hatte, fragte ich ihn, ob sich nicht außerhalb dieses großen Kreises noch weitere Rinder befanden. Er verneinte und hielt kurz inne, blickte dabei geradeaus und ich hatte den Eindruck, als ob er durch meine Frage seine Empfindung oder Intuition nochmals überprüfen wolle. Obschon wir beide so weit voneinander entfernt waren, dass ich dachte, ich würde mich hier verlieren, kamen wir durch unseren vorbesprochenen Halbkreis-Ritt genauso zusammen, wie er es durch sein geschultes Auge berechnet hatte, und konnten die ganz Herde zurücktreiben.

Dieses eindrucksvolle Erlebnis war für mich ein Paradebeispiel dafür, welche fundamentalen und genialen Werte uns unsere Bauchgefühle vermitteln, wenn wir sie in der Körperwahrnehmung differenziert aufnehmen (würden). Selbst dann, wenn für unser rationales Denken keine genauen Begriffsunterscheidungen vorhanden sind. Für Danilo – dasselbe galt auch für die anderen Gauchos – war es deshalb nicht notwendig (oder gar möglich!), mir exakt erklären zu können, ob es Empfindungen, Stimmungen, Atmosphären, Gefühle oder Emotionen waren, die ihm zu einer Aussage oder Entscheidung veranlassten. Er konnte die Unterschiede und Qualitäten ***empfinden*** und ***unterscheiden*** und ihnen folglich blindlings vertrauen. Bauchgefühle waren für diese Männer kein diffuser Einheitsbrei, sondern gefühlt differenzierte Werte, auf die sie in ihrem harten Arbeitsalltag angewiesen waren.

Die Woche mit den Gauchos hatte mich in Bezug auf die körpersensorischen Bereiche betroffen gemacht und ich begann deren großes Potential tiefer zu erfassen und mich damit vermehrt auseinanderzusetzen. Heute noch verspüre ich große Dankbarkeit für die Erfahrungen und daraus resultierenden Erkenntnisse, die ich im täglichen Reiten mit den Gauchos hautnah miterleben durfte.

Gleichzeitig geht damit aber auch eine Traurigkeit einher, hatte ich doch live erfahren, wie der Beruf dieser naturverbundenen Männer sich in Südamerika im untersten sozialen gesellschaftlichen Rang bewegte, sie mit ihrer knochenharten Arbeit sehr wenig verdienten und vor allem von ihren Patrons und Arbeitgebern größtenteils wie minderwertige Menschen behandelt wurden. Ihr Vertrauen in ihre Körperintelligenz, auf das sie in ihrer herausfordernden Arbeit angewiesen waren sowie ihr körperlicher Einsatz mit Tieren, Natur und jedem Wetter, werden dort in der Gesellschaft kaum gewürdigt. Umso trauriger, dass unter solchen Gegebenheiten viele Gauchos selbst dachten, dass ihre hervorragenden Wahrnehmungen und ihr körpersensorische Wissen völlig „normal" und selbstverständlich seien. Wenn sie nur wüssten, wie sehr den meisten von uns hier drüben genau dieses (Fein)Gespür abhandengekommen und wie wertvoll ihre Empfindungsvermögen ist! In der Urzeit war für Jäger und Sammler die Unterscheidung zwischen Empfindungen, Gefühlen, Emotionen und Stimmungen überlebenswichtig. Sie hatten sicher dafür andere Begriffe oder auch gar keine und stimmten trotzdem ihr Verhalten danach ab. Zusammen mit ihrem Erfahrungsbewusstsein mussten sie genau differenzieren, ob zum Beispiel das Knacken eines Astes durch den Wind verursacht wurde oder von einem Tier (oder Feind) stammte.

Dieses Beispiel wurde mir im Wald fast zum Verhängnis, als an einem Herbsttag, bei Sonnenschein und Windstille, ein 20 Meter langer morscher Baum umstürzte und das obere Drittel davon auf dem Weg niederkrachte, auf dem ich gerade laufend unterwegs war. Kurz davor hatte ich ein sich steigerndes Krachen und Knacken gehört und dachte, ein Reh hätte mich gewittert und sei davongesprungen. Später, als ich die Szene nochmals durchging, wurde mir bewusst, dass eine leicht alarmierende Empfindung während des Krachens (der Baum hatte beim

Umkippen andere Bäume gestreift) mich kurz innehalten ließ, weil es sich nicht nach einem flüchtenden Reh anfühlte. Ich hatte Glück, weil der umstürzende Baum ca. 25 Meter vor mir auf dem Weg gelandet war. Mit der körpersensorischen Sensibilität eines Gauchos hätte ich sofort gewusst, dass es sich nicht um ein Tier handeln konnte, das dieses Krachen verursachte. Die Präsenz und Unterscheidung der Bauchgefühle ist nicht nur in solchen – eher seltenen – Situationen wichtig, sondern auch auf allen Beziehungsebenen. Es macht einen riesigen Unterschied aus, ob beispielsweise ein Tonfall, in dem Verzweiflung oder Angst mitschwingt, Mitgefühl oder Ärger aktiviert oder die Atmosphäre ändert und damit andere Reaktionen auslöst.

Emotionen (EGESA)

Elementare oder Grundemotionen werden bereits im ersten Lebensjahr (manche bereits innerhalb der ersten Monate) eines Säuglings nach und nach ausgedrückt. Beispiele sind: Freude, Trauer, Furcht/ Angst, Interesse (Neugierde), Staunen, Überraschung, Ärger, Zorn, Wut, Ekel.

Komplexe Emotionen sind Ich-bewusste Emotionen, das heißt, sie erfordern bereits eine nach innen gerichtete Wahrnehmung (Introspektion) bzw. eine Reflexion über und in Bezug auf sich selbst. Beispiele dazu sind: Verlassenheit, Eifersucht, Neid, Schuld, Sympathie, Verlegenheit, Scham, Stolz, Groll, Reue, Bedauern, Hilflosigkeit, Enttäuschung, Hoffnungslosigkeit, Resignation, Verlorenheit, Sehnsucht etc.

Fallbeispiel: Achterbahnfahrt mit Emotionen und Selbstvorwürfen

Der 45-jährige Maximilian ist seit 10 Jahren in einer Beziehung mit der erfolgreichen und attraktiven Corinne. Eine sehr intelligente, selbstsichere, schlagfertige und sich in leitender Position einer großen Firma gut behauptende Frau. In der Beziehung mit Maximilian war sie eher dominant und nahm sich oft heraus, ihm vorzuschreiben, wie er sein Leben zu führen habe. Da sie sprachlich sehr eloquent und in ihrem Auftreten stets sehr selbstsicher war, fühlte er sich ihr gegenüber in diesen Aspekten unterlegen, sei es in Diskussionen, Debatten oder Zwiegesprächen. Selbst dann, wenn ihre Ansichten nicht seinen Bedürfnissen entsprachen, hatte sie meistens ein passendes Argument parat, dem er wenig entgegensetzen konnte.

Getraute er sich, beharrlich zu sein, warf sie ihm vor, er würde sich jetzt wie ein beleidigtes Kind benehmen und nicht als erwachsener Mann. Maximilian hatte sich mit der Zeit größtenteils ihrem Beziehungsstil angepasst und versuchte, unangenehme Spannungen und Themen mit komischen Späßen und gespieltem Humor zu umgehen. Das Sexleben der beiden lag schon länger brach, zuerst bei Corinne und später bei Maximilian. Frustriert darüber, konsumierte Maximilian heimlich Pornos, die in Richtung Sado-Maso gingen. Darauf folgten tiefe Schuldgefühle, Selbstabwertungen und eine unangenehme innere Leere.

Beziehungspause, Schock und Aktivierung des alten Prägungsmusters

Corinne beschloss eines Tages, eine Beziehungspause einzulegen, um sich wieder selbst zu finden, wie sie es ausdrückte. Sie war mit der Beziehung unzufrieden und nicht mehr glücklich. Außerdem sollte Maximilian die Beziehungspause nutzen, um sich von festgefahrenen Gewohnheiten zu lösen, die ihn gefangen hielten und mit denen er sich viel zu sehr beschäftigte. Ihrer Ansicht nach war er in der Beziehung zu wenig präsent, hatte eine zögerliche Art und Weise, seinen Standpunkt klar einzubringen und war zu sehr von ihr abhängig. Corinne wünschte sich einen reifen Mann und das war Maximilian für sie schlichtweg nicht. Sie mietete sich eine kleine Wohnung und so schien der Beziehungspause zur Selbstfindung nichts im Wege zu stehen.

Für Maximilian war die Pause ein Schock und er stürzte in ein emotionales Loch. Starke Verlassenheitsängste suchten ihn heim, begleitet von Panikschüben, Selbstvorwürfen und Schuldgefühlen. Corinnes oft geäußerte Kritik geisterte ständig in seinen Gedanken umher, er fühlte sich minderwertig und nicht beziehungsfähig. An den Wochenenden fühlte er sich besonderes einsam und hatte vermehrt auftretende Ängste und Panikattacken. Zwar telefonierte er zwischendurch mit Corinne, wo er versuchte, seine Ängste zu verbergen und Gelassenheit zu spielen, was ihm allerdings nur zum Teil gelang. Insgeheim hoffte er, dass sie zu ihm zurückkehren möge und war jedes Mal enttäuscht über ihre vagen Äußerungen.

Die Achterbahnfahrt zwischen vernichtenden Selbstvorwürfen und Verlassenheit

In den Therapiesitzungen wiederholten sich Maximilians Selbstvorwürfe, deren Motor seine Angst war, die Beziehung vollends zu verlieren. Gleichzeitig fand er seine permanente Verlassenheitsangst lächerlich und es nervte ihn, dass er nur innerhalb seiner Arbeitsstruktur davon abgelenkt war. Die Selbstvorwürfe und

Schuldgefühle, die er hatte, weil er offenbar keine attraktive Beziehung leben konnte, setzten ihm sehr zu. Er meinte über sich selbst, dass er voller Luxussorgen und ein Feigling sei, der nicht fähig wäre, seine Unsicherheiten und Fixierungen über Bord zu werfen und offen und selbstsicher gegenüber Corinne ein Partner auf Augenhöhe zu sein. Er war überzeugt, dass ihre Einschätzungen über ihn richtig waren.

Sein verzweifelter Versuch, ihren Erwartungen gerecht zu werden, trieben ihn zusehends in den Moloch von Leistungsnachweis und Bringschuld. Corinne vertrat für ihn eine moralische Haltung, in der Menschen reflektierend, kritikfähig und selbstbewusst ihre Beziehungen gemeinsam gestalten. Sie deckte sich mit den gesellschaftlichen Ansichten und Konventionen einer modernen (Ideal-)Beziehung. Maximilian wollte nichts mehr als das, fühlte sich aber meilenweit davon entfernt, worauf es wieder Selbstvorwürfe hagelte, die erneut Ängste schürten.

Äußerlich schien es so, dass Maximilian mit seinen Emotionen nicht klarkam. Dabei war er das Paradebeispiel, dass nicht die starken Emotionen und Körperreaktionen das eigentliche Problem waren, sondern sein Kopf. Also Verstand, Logik und die Erklärungen daraus. Der Kopf diktierte ihm, all den gesetzten Erwartungen nachzukommen und sich im D-Zug-Tempo zu einem erwachsen reagierenden und selbstbewussten Mann zu entwickeln, wenn er die Beziehung noch retten wollte. Das war typisch für so eine Situation, in der die rationale Logik nicht in der Lage ist, die gesamte Situation vorurteilsfrei zu erfassen. Letzteres würde nämlich bedeuten, nachzuspüren, ob in der Beziehung sich Ungleichheiten zeigen und ein Machtgefälle bestünde, welche Ablaufmechanismen ihn im Griff haben, dass er sich Corinne dermaßen anpasst, anstatt ihr gegenüber zu seinen Bedürfnissen zu stehen.

Die sich wiederholenden Verlassenheits- und Verlustängste aktivierten gleichzeitig die alten Prägungsstrukturen aus Maximilians Kindheitserfahrungen. Es waren angstvolle Erlebnisse mit seinem Vater, unter denen er lange gelitten hatte. Als Akademiker, der sich gerne in der Öffentlichkeit präsentierte und sehr angesehen war, nahm der Vater sich wenig Zeit für seinen Sohn oder hatte an ihn unangemessene Erwartungen, die Maximilian völlig überforderten. Er fühlte sich klein und dumm, schämte sich dafür, was ihn starr und sprachlos werden ließ. Indem er sich gegenüber seinen Eltern lieb und angepasst verhielt und jeden Anlass für Kritik und Vorwürfe vermied, konnte er halbwegs seiner bedrohlichen Verlassenheitsangst entkommen. Außerdem gewöhnte er sich an, sich lustig und clownesk zu verhalten und war auch in der Schule der Klassenkasper. Dies half ihm, die bedrückende Familienatmosphäre, Mutters depressive Tendenz und Vaters Interesselosigkeit oder überfordernde Erwartungshaltung leichter zu ertragen. Später als Jugendlicher spürte er viel Wut gegenüber seinem Vater und seiner Dominanz in der Familie und in Beziehungen. Er hasste ihn und diese schwere Familienatmosphäre voller unausgesprochener Kränkungen, Gefühle und Aggressionen.

Die Wiederholung der automatisierten Abläufe in vielen Stresszeiten

Dann geschah ein Vorfall, der uns als Beispiel aufzeigen soll, wie unsere körpersensorischen Bereiche – die Big Five – in dramatisch sich zuspitzenden Stresssituationen eine für den Körper wichtige Regulierung vornehmen, die im Nachhinein von der rationalen Logik kritisiert und regelrecht zerfetzt wird:

Maximilian befand sich, zusammen mit Freunden, auf einer Städtetour und alle waren gemeinsam mit einem Kleinbus unterwegs. Während der ganzen Zeit musste er auf die unterschiedlichen Bedürfnisse der Freunde Rücksicht nehmen, ob in der Restaurantauswahl, dem Hotelzimmer oder den geplanten Stadtbesichtigungen. Gewisse Vorhaben, auf die sich Maximilian sehr gefreut hatte, musste er dadurch fallen lassen und sich der Gruppe anpassen, die mehrheitlich andere Entscheidungen traf. Zwar versuchte er, dies gelassen und verständnisvoll hinzunehmen, im Hintergrund begann sich jedoch nach einiger Zeit eine altbekannte frustrierte Stimmung breitzumachen. Am Morgen des letzten Tages beschloss die Gruppe, zu Fuss quer durch die Altstadt bis zum Parkhaus am Stadtrand zu gehen, um dann von dort zusammen die Heimreise anzutreten. Sie teilten Maximilian ihren Entschluss mit und warteten draußen auf ihn. Für Maximilian bedeutete dies, eine dreiviertel Stunde Fußmarsch durch enge Gassen, mit seinen beiden Taschen und der Anglerausrüstung. Er wusste jedoch auch, dass Busse in Richtung des großen Parkplatzes fahren würden, traute sich aber nicht, seinen Freunden mitzuteilen, dass er lieber später gemütlich den Bus nehmen wolle. Der Stresspegel schoss automatisch in die Höhe. Innerlich fluchend, packte er seine Sachen so schnell er konnte, hetzte zum Lift im vierten Stock und Peng! Der Lift kam nicht. Nach mehrmaligem Drücken und keiner Reaktion war sein Fassungsvermögen an Geduld und Verständnis erschöpft und wütend polterte er gegen die Lifttür und schrie, was da verdammt nochmal eigentlich los sei. Ein älteres Ehepaar aus derselben Etage bekam seinen Wutausbruch mit und schüttelte wortlos die Köpfe. Verschwitzt, voller Schuldgefühle und Scham, mit noch verhaltener Wut, stürzte er mit seinem Gepäck fast die Treppe runter und schleppte sich schlecht gelaunt durch die Altstadt zum Parkhaus.

In der Sitzung war er voller Selbstvorwürfe sowie sarkastischen und vernichtenden Selbstabwertungen. Er sprach über sich, wie über das chronische Verhalten eines sozial auffälligen Jugendlichen, dem nicht zu helfen sei, weil er sich nicht ändern wird und die Institution ihn aufgegeben hat. Dabei hatte er weder etwas kaputt gemacht noch jemanden beleidigt. Seinem Denkmuster und seinen Wertvorstellungen reichte dieser kleine Wutausbruch, um diesen als kindisches und unangemessenes Verhalten eines Erwachsenen abzuwerten. Dabei war dieser Vorfall nur der Ausdruck seiner Verzweiflung, nicht zu seinen Bedürfnissen stehen zu können, wenn sie nicht den Erwartungen anderer entsprechen. Die Folge waren Scham und Schuldgefühle im Doppelpack gegenüber den anwesenden Freunden und – bereits vorwegnehmend – gegenüber Corinne.

Die gesellschaftliche Ablehnung starker Körperreaktionen

Seine Körpersensorik hatte eigentlich angesichts des steigenden Anpassungsdruckes und dem Rückfall in sein altes Verhaltensmuster [4], das ihn wieder unfähig werden ließ, seine Bedürfnisse zu äußern, ein kleines Ventil geöffnet, damit wenigstens etwas von diesem emotionalen Stau abgeführt werden konnte.

Genau genommen hatte dieses Warnsignal ihn vor einem möglichen weiteren Schaden bewahrt. Uns allen sind die langfristigen Auswirkungen auf das Kreislaufsystem und den Blutdruck bekannt, wenn chronischer Stress mit starken Affekten und aggressiven Gegenreaktionen zusammenprallt.

Wäre in Maximilian ein Bewusstsein über diese emotionale Notbremse vorhanden gewesen, hätte er der Gruppe seinen Stress mit der Situation mitteilen und sich – dankbar für den Hinweis seiner Körpersensorik – wieder selbst emotional regulieren können. Ohne Stress wäre er später mit dem Bus zum Parkhaus gefahren. Dass Maximilian dazu unfähig war, lag *nicht* an einer mangelnden Reflektiertheit, ebenso nicht an mangelnder Intelligenz und auch nicht, dass er dafür keinen Mut hätte. Nein!

Es lag viel mehr an etwas Grundlegenderem, das uns auf die hierarchischen Ordnungsstrukturen unseres Systems hinweist. In Stresssituationen (Extremzustände und Gewalt ausgenommen) und bei wichtigen entscheidenden Ereignissen werden wir so lange von den unvollständigen Denkmustern beherrscht, solange wir:

- die enorme Bedeutung der körpersensorischen und energetischen Bereiche nicht anerkennen;
- die Big Five in ihren Qualitäten nicht unterscheiden lernen und sie in Bezug zum äußeren Lebensgeschehen (Außenkontext) stellen;
- nicht erkennen, wie unterdrückte Aggressionsanteile auch als konstruktives soziales Lebensregulativ eingesetzt werden können, um Würde und Selbst-

achtung wieder zurückzugewinnen. Das hat nichts mit Destruktivität und Gewalt zu tun;

- nicht realisieren, dass wir eine Körperintelligenz besitzen, der wir vertrauen können und die auf einer anderen Ebene mindestens so wertvoll ist wie unser Denkapparat;
- nicht unsere Fähigkeiten des Spürbewusstseins [5] (auch als Spürsinn bezeichnet) und der Körpererkenntnis aktiv aufzunehmen und einzusetzen.

Verwenden wir unsere Aufmerksamkeit zur Differenzierung der körpersensorischen Bereiche, zeigt sich sehr schnell, wie kläglich verkümmert, widersprüchlich und minderwertig sie werden, wenn wir sie nur als reaktive Bauchgefühle zur Kenntnis nehmen. Ganzheitlich betrachtet fehlt dadurch dem einseitig agierenden Verstand eine Werteinstanz für die jeweilige Lebenssituation des Individuums. Gedanken und Gefühle (EGESA) arbeiten nicht als gleichberechtigtes Team zusammen, wie oft behauptet wird, sondern als Konkurrenten in Form eines inneren Machtkampfes, den meistens der Kopf gewinnt. Unser Denken dominiert, interpretiert, schubladisiert und meint immer Bescheid zu wissen „wo's langgeht". Körperreaktionen werden dann als unangemessen interpretiert oder einfach übergangen. Wenn sich trotzdem Empfindungen, Stimmungen, Gefühle oder Emotionen durchsetzen, werden sie als unangemessene Überreaktionen abgewertet. Sie sind dann der Beweis dafür, dass Bauchgefühle zwar Teil der menschlichen Kondition sind, es für uns jedoch klüger sei, skeptisch zu sein und ihnen keinesfalls ganz zu vertrauen. Bauchgefühle werden vom Verstand wie menschliche Gewürze betrachtet, die nur in kleinen Dosen genießbar sind und sonst die Speisen verderben. Deshalb sollten sie auch immer unter der Kontrolle des Denkens und der Logik stehen. Was für ein tragisches Unterdrücken und Übergehen menschlicher Ressourcen sowie deren Qualitäten als Informations-, Regulations- und Entwicklungsträger.

Stimmungen und Atmosphären (EGE**SA**)

Ihre Qualitäten drücken sich für beide körpersensorischen Bereiche in Eigenschaften aus, liegen nahe beieinander und können sogar auch gleich sein, trotzdem unterscheiden sie sich in einem wesentlichen Punkt:

- Eine Stimmung bezieht sich vorwiegend auf die innere Befindlichkeit von Individuen und Gruppen.

- Eine Atmosphäre drückt sich in der Empfindung anderer Menschen, des Raumes, der Umgebung und äußerer Umstände aus.

Beispiele von Adjektiven, die für beide Bereiche verwendet werden: Positiv/negativ, gut/schlecht, gespannt/entspannt, gelassen, ruhig, brenzlig, eigenartig, vertraut, locker, deprimiert, ängstlich, aufgedreht, gereizt, leidenschaftlich, dynamisch, affektgeladen, gedämpft, bedrohlich, nüchtern, heiter, lustig, bizarr, chaotisch, schüchtern etc.

Stimmungen und Atmosphären bedingen sich oft gegenseitig und korrelieren sehr stark miteinander: Eine bedrohliche Atmosphäre kann eine ängstliche Stimmung auslösen. Eine sehr freudige Stimmung kann die äußere atmosphärische Gegebenheit in einer Gruppe beispielsweise ändern und sie wird ausgelassener, weniger angepasst und vielleicht fröhlicher. Eine entspannte ruhige Atmosphäre generiert oft ebenfalls eine gelassene und ruhige Stimmung. Die nüchterne und emotionslose Stimmung kann eine sachliche, leicht schläfrige Atmosphäre kreieren usw.

Ebenso stehen Stimmungen und Atmosphären auch in Gegensätzen zueinander: Ein festgefahrener Konflikt zwischen zwei Parteien kann beim Beobachter eine vertraute Stimmung auslösen. Er fühlt, dass er darin zu Hause ist, obschon er nicht einmal den wahren Grund des Konfliktes kennt und noch weniger Vorschläge hat, wie dieser lösbar wäre. Eine aufgedrehte und affektgeladene Atmosphäre kann eine ruhige Stimmung auslösen, wie in der Mitte eines Hurrikans. Umgekehrt lässt die leidenschaftliche Stimmung einer Person eine Atmosphäre entstehen, die das Gegenüber als ernst und festgefahren empfindet, selbst wenn ein großer Enthusiasmus mitschwingt.

Ein fiktives Beispiel über die gegenseitige Beeinflussung von Atmosphäre und Stimmung

Stellen Sie sich vor, Sie sind hungrig und bestellen in einem Bistro ein warmes Sandwich. Die Kellnerin gibt die Bestellung an den Koch weiter und Sie bekommen mit, dass sich die beiden aus irgendeinem Grund plötzlich streiten. Sie wissen zwar nicht, worum es genau geht, aber Sie merken an der Lautstärke gewisser Wörter, dem gereizten Tonfall sowie an der aggressiven Mimik und Gestik der beiden, dass die sich ziemlich arg in den Haaren liegen müssen. Sofort ist die Atmosphäre gespannt, Ihre Vorfreude auf ein köstliches Sandwich weicht einer leichten allgemeinen Gespanntheit. Ihr Aufmerksamkeitspegel ist erhöht, gilt nicht mehr vornehmlich ihrem hungrigen Bauch, sondern ist klar nach außen gerichtet. Sie warten gespannt auf Ihre Bestellung, doch weder die Kellnerin noch der Koch sind zu sehen und auch nicht mehr zu hören. Nach einer Weile überlegen Sie sich, ob Sie nicht einfach aufstehen und das Lokal verlassen sollten. In diesem Augenblick kommt die Kellnerin mit Ihrem bestellten Sandwich und Sie sehen, dass sie lacht und der Koch ihr sogar noch eine lustige Bemerkung nachruft. Der Streit scheint sich einvernehmlich aufgelöst zu haben und sofort entspannt sich die Atmosphäre der gesamten Szenerie. Auch Sie selbst bemerken erst jetzt wieder Ihren Heißhunger und wie Sie es kaum erwarten können, in das Sandwich zu beißen. Zwar kennen Sie nach wie vor weder den Inhalt der Auseinandersetzung noch ob die darauffolgende Fröhlichkeit der beiden Beteiligten echt war oder nur gespielt. All das interessiert Sie nicht mehr, denn die Atmosphäre und Stimmung ist wieder angenehm und einladend. Und das ist es, was in dieser Konstellation und mit Ihren Erwartungen als Gast zählt und (wie es so schön heißt) stimmig ist.

Stimmungen/Atmosphären und negatives Denken

Das Ausschlaggebende im negativen Denken, der Sprache und Wörter, die wir in Konflikten verwenden, liegt nicht in den Wörtern selbst, sondern in den Atmosphären und Stimmungen, die darunterliegen. Es hängt davon ab, ob ihre Qualität beispielsweise leicht, neckisch und wertschätzend ausgerichtet ist oder abwertend, hasserfüllt oder gar rachsüchtig. Bleiben die destruktiven Schwingungsqualitäten bestehen – oft über Jahre und Jahrzehnte – vergiften sie das Leben, mit fatalen Auswirkungen für das Individuum und seine Angehörigen:

- Allgemeine Antriebslosigkeit schleicht sich nach und nach ein.
- Die Motivation als wichtiger Lebensmotor für Bedürfnisse und Ziele sinkt.
- Wir verbleiben in einer Abwehr- und Widerstandshaltung.
- Angst schwingt mit.
- Aggressionsformen bleiben aktiviert.
- Wir verharren in der Opferposition und projizieren nach außen.
- Die Lebensenergie verschleißt sich durch wirkungsloses Gedankenkreisen und einer festgefahrenen Wertehaltung.
- Unsere Kreativität reduziert sich auf Dauer drastisch.

Die hartnäckige Behauptung, dass Wörter Kraft besitzen und auf Dauer eine selbsterfüllende Prophezeiung daraus entsteht, sowohl in negativer als auch in positiver Form, ist, rein auf die Bewertung der Begriffe bezogen, falsch. Es geht immer um die Qualität der Energie, mit der sie transportiert werden. *Der Ton macht die Musik, nicht das Notenblatt.* Selbst neutrale Begriffe lassen sich mit einem abschätzigen, freudigen oder ironischen Tonfall unterlegen. Kabarettisten zum Beispiel sind Meister im Jonglieren mit Begriffen und Sätzen, deren Tonfall,

Tonhöhe und Stimmcharakter. Sie variieren nur leicht oder drastisch und das Publikum versteht sofort, wie die Sätze gemeint sind. Womit wir wieder bei den Bereichen der Körper- und Energiesensorik wären. Die Qualität, die sie „transportieren", geben sowohl dem Denken als auch der Sprache ihre Ausrichtung und erzeugen sofort eine entsprechende Wirkung beim Gegenüber.

Körper und innere Bewegung (Kinästhesie)

In allen sensorischen Körperbereichen, also Empfindungen, Stimmungen, Atmosphären, Gefühlen und Emotionen (EGESA) und ebenso in allen Aggressionsformen sind Bewegungsempfindungen dabei.

Das Pedant dazu sind auf der anderen Seite Denken und Bilder, auch sie bilden ein Paar, das sich gegenseitig ergänzt. Es gibt praktisch keine Gedanken ohne ein Bild oder einer Vorstellung dazu. Umgekehrt gibt es keine Vorstellung, kein Bild, das nicht sofort von Gedanken interpretiert wird.

Genauso sind BIG Five (EGESA) und Bewegung ein unzertrennliches, komplementäres Paar. Die empfundenen Bewegungen können bei Aggressionsformen und Emotionen sehr heftig sein, sowohl nach außen verhalten und kontrolliert als auch nach innen überflutend. Ebenso bei Gefühlen, meist mit einer anderen Qualität und Ausrichtung (s. unter Gefühle ab S. 24). Die Bewegungsempfindungen in Stimmungen und Atmosphären sind etwas weniger punktuell, dafür werden sie räumlicher, ausgebreiteter und umfassender empfunden.

Tast- und Berührungssinn – haptische und taktile Wahrnehmung

Als **haptische Wahrnehmung** bezeichnet die Neurobiologie, wenn wir aktiven Kontakt mit der äußeren Umwelt und dem eigenen Körper haben. Im Gegensatz zu **taktiler Wahrnehmung**, wenn unser Körper durch physikalische Reize verformt oder berührt wird, die wir nicht selber auslösen.

Bereits in der 7. Schwangerschaftswoche beginnt sich die Tastsensibilität des Embryos auszubilden, lange bevor noch eine andere Sinneswahrnehmung in Erscheinung tritt.

Mit der Zeit entwickelt der heranwachsende Fötus durch Bewegungsaktivität, begleitende Erfahrungen seines Tastsinnes, ein neuronales Konzept seiner Körperlichkeit. Es ist der Beginn unseres Körperschemas, das durch die Propriozeption (als Teilleistung des inneren Tastsinnes) und dem Gleichgewichtsorgan die lebensnotwendigen räumlichen Aspekte unseres Körpers vermittelt und damit unter anderem eine Orientierung bietet, was für ihn hinten und vorne, oben und unten ist [6]. Allein daraus erschließt sich, wie fundamental wichtig der Tast- und Berührungssinn ist. Ohne ihn könnten wir nicht existieren und es wäre unmöglich, den riesigen Bereich der Interaktion zwischen uns und der Umwelt und unserem Körper zu erschließen und für das Überleben zu integrieren. Jeder andere Sinnesbereich kann – zwar mit großen Einschränkungen – ausgeglichen werden, sodass die fundamentalen Lebensfunktionen erhalten bleiben. Beim Tast- und Berührungssinn geht dies nicht [7].

EFT (Emotional Freedom Techniques), die Klopf- und Tapping-Methode

In den letzten Jahren hat EFT von sich reden gemacht. Der amerikanisch Psychologe Roger J. Callahan hat Ende der 1970er Jahre Elemente aus der klinischen Psychologie, der traditionellen chinesischen Medizin und der Kinesiologie zusammengeführt und diese einfache Methode zur Auflösung von Ängsten und Blockaden entwickelt. In letzter Zeit wurden die energetischen Wirkhypothesen durch neurobiologische Erklärungen verdrängt und mit verschiedenen therapeutischen Systemen kombiniert (Hypnotherapie, Verhaltenstherapie, u. a.). Daraus entstand das ergänzende Therapieangebot *„Prozess- und Embodiment fokussierte Psychologie"* kurz PEP genannt. In PEP findet beim Integrieren von neuen Therapieerfahrungen, Erkenntnissen, Affirmationen, Lösungssätzen etc. durch das Klopfen und aktive Berühren der eigenen Körperregionen (Gesicht, Arme, Nacken, Brust etc.) eine Wiederanbindung an den Körper und die Gegenwart statt. Diese Kombination wird zur Stress- und Angstregulation, als Lösungsblockaden und zur Aktivierung der Selbstwirksamkeit eingesetzt [8].

Die Wirkung des aktivierten Tast- und Berührungssinnes in der Psychotherapie

Die Aussagen von EFT und PEP decken sich mit meinen körperorientierten Vorgehensweisen und Techniken, mit denen das Zurückfallen in die Emotionale Altersregression verhindert oder zumindest abgeschwächt wird. Emotionale Altersregressionen bedeutet, dass wir dann erneut durch die Brille der Vergangenheit in die Gegenwart blicken würden. Der Rückfall in alte Erfahrungsmuster wird sehr oft durch Reaktionen und Attacken von Selbstkritik und Selbstzweifel ausgelöst, die im Dienste des alten Prägungssystems stehen und uns in die alte Ordnung zurückpfeifen möchten [9].

Verankern wir uns jedoch bei Integrationsprozessen, über den Tast- und Berührungssinn mit unserem Körper, findet das Integrieren innerhalb der Wahrnehmung des Momentes statt. Damit wird dem alten bekannten System seine Dominanz genommen und es gelingt uns viel leichter, neuen Erkenntnissen und körpersensorischen Erfahrungen einen festen Platz in unserem Leben zu geben.

„Aus den langjährigen Praxiserfahrungen zeigte sich, dass es keine Rolle spielt, ob wir bestimmte Körperpartien abklopfen, ausstreichen, drücken, reiben, leicht massieren oder auch nur berühren. Ausschlaggebend ist lediglich die aktive Selbstberührung als die bewusste Aktivierung des Tastsinnes und der damit verbundenen haptischen Wahrnehmung. Eine ähnliche Wirkung von der inneren Ebene aus, bewirkt die bewusste Atmung. Mit Hilfe der Atmung und dem mitlaufenden, empfindenden Bewusstsein tasten wir unseren Körper von innen ab. Idealerweise unterstützt die Kombination von beiden den Integrationsprozess am stärksten".

Wenn eine Kombination aus einem gesprochen Satz und der Selbstberührung stattfindet, liegt die Wirkung weniger auf dem Inhalt des Satzes, sondern mehr in der Wahrnehmung der Körper- und Energiesensorik. Durch die taktile Selbstberührung wird ein direkter Kontakt zur Körperlichkeit hergestellt, worauf:

- wir in die Körpergegenwart des Moments eintauchen;
- der Inhalt bzw. die Geschichte hinter dem Problem während der Körperwahrnehmung an Bedeutung verliert;
- die Energie und Körpersensorik, die den neuen Satz trägt, ausschlaggebend ist für eine gelingende Integration;
- durch die Körpersensorik dem Gehirn eine Reorganisation der Haltung und Bewertung des Problems und der Person als Ganzes ermöglicht wird.

Über den aktiven Tast- und Berührungssinn ermöglicht unser empfindendes Bewusstsein (s. Kapitel 6 S. 77):

- neue Erkenntnisse in Form einer Ganzkörpererfahrung zu integrieren;
- eine viel tiefere Verankerung, im Vergleich zu Erkenntnissen, die nur kognitiv integriert werden;
- einen psychosomatischen Ausgleich, durch die Regulation der dominierenden Denkschablonen und den Einbezug des Gesamtkontextes.

Kapitel 3

Herz und Liebe

Ein spezieller Bereich der Gefühle

Was ist genau gemeint, wenn wir von Herz sprechen? Einerseits das Herz als taktgebendes Organ, Kreislaufpumpe, emotional empfindsames und lebensspendendes Hohlorgan, das Tag und Nacht schlägt und mit dem Reizleistungssystem einen eigenen Antrieb besitzt. Dadurch ist es unabhängig und gleichzeitig reagiert es hochempfindlich auf alle äußeren und inneren Veränderungen, durch Anstieg und Abfall der Herzfrequenz, mit Erhöhung und Senkung des Blutdruckes und in dauernder Beziehung und Reaktion auf das Vegetative Nervensystem und vieles andere mehr.

Anderseits, das Herz in der Symbolik und Metaphorik, dort wo es sowohl sinnbildhaft als auch körpersensorisch und energetisch gefühlt wird und für viele humane Facetten steht: Vertrauen, Empathie, liebevolle Zuwendung, Öffnung und Einschließen, gebend und empfangend, Sozialkontakt und Fürsorge, Interesse am Du und an der Gemeinschaft und vieles andere mehr. Eine Verkörperung, die, unabhängig von Kultur, Sprache und Gesellschaft, überall auf der Welt, wenn auch in unterschiedlichen Ausprägungen, verstanden wird. Zwei Seiten, zwei Bedeutungen, zwei Funktionen ein und desselben Wortes, weder die eine noch die andere Seite dabei weniger wertvoll als die andere. Eine geniale Instanz, wunderschön, wertvoll und wichtig für die Bildung von Gemeinschaften und des seelischen Kontaktes. Ebenso unerlässlich für Menschlichkeit, Würde, Freiheit, sowie Moral und Ethik einer Gesellschaft.

Die Werte dieser Ethik und Moral sind von der jeweiligen Gesellschaft und Kultur abhängig und werden uns von klein an vermittelt. Sie sind in uns tief als Prägung gespeichert und unserem Denken unterliegend verankert. Aufgebaut auf den Werten der Menschlichkeit, Grundrechte und Prämissen für ein friedvolles und gemeinschaftliches Zusammenleben, stimmen unsere Herz- und Liebesgefühle damit überein. In manchen Bereichen der gesellschaftlichen Konventionen und Regeln, die das friedvolle Zusammenleben regeln sollen, hat unser Herz eine besondere Empfindung, die entweder diesen Regeln entspricht oder vielleicht nur zum Teil damit übereinstimmt. Diese spezielle Empfindsamkeit ist in uns Menschen tief verwurzelt und hat auch mit einem angeborenen Sinn einer empfindenden Gerechtigkeit zu tun. Klarerweise wurde sie durch Eltern, Umfeld, Gesellschaft und Kultur stark geprägt oder in unterschiedlichster Weise beeinflusst. Trotzdem geht diese Art Ur-Empfindung selten ganz verloren.

Die Bindungsqualität der Liebe und ihr blinder Fleck

Ähnlich verhält es sich mit der Liebe. Sie ist Ausdruck und Inhalt des funktionsübergeordneten Herzens, deckt eine enorme Bandbreite menschlicher Gefühlsregungen und Vorstellungen ab, die von Bedingungslosigkeit über Sehnsucht, Kontakt, Verschmelzung und Symbiose, bis hin zu Einzigartigkeit und Besitztum reichen kann. Wobei gerade letzteres ein weitläufiges Feld trittbrettfahrender Begehrlichkeiten bietet, je besitzergreifender und exklusiv fordernder sich diese Liebe gebiert: Gier, Eifersucht, Neid, Angst, Macht, Egozentrik, um nur einige davon zu nennen.

In der reinen Liebe selbst, solange sie besteht, gibt es keine Trennung, keine wirkliche Abgrenzung zwischen dem „dir" und „mir", „dein" und „mein". Es herrscht nur ein „sowohl als auch" und kein „entweder oder". Das bedeutet:

Liebe will nicht ausschließen, will einbeziehen, fühlt sich hingezogen, gebend und empfangend, voller Mitgefühl. Liebe entscheidet sich immer für Bindung und Beziehung und selbst wenn dies nicht gelingen sollte, trägt sie beides oft als Sehnsucht tief im Herzen.

Herz und Liebe sind hier dem Denken weit überlegen. Unser Erkenntnisapparat kann, wenn er in der Lage ist, hinzuhören und das geistig nachzuvollziehen, diese menschlich-seelischen Tiefenbereiche zwar beschreiben, jedoch niemals wirklich erleben.

Bei diesen wohl höchsten Qualitäten eines Menschen, die das soziale Zusammenleben, Familie und Beziehung untereinander betreffen, mag es einem

Tabubruch gleichen, zu sagen, dass Liebe (und Herzgefühle) trotz allem auf einem Auge einen blinden Fleck hat. Er betrifft die Einseitigkeit ihrer nur in *eine* Richtung strebenden Ausrichtung, unabhängig davon, wie altruistisch und wertvoll diese auch sein mag. Dabei kann sich dieser blinde Fleck in Entscheidungsfindungen, in denen Bauch und Vernunft polarisiert sind (und das ist sehr oft der Fall) als Zünglein an der Waage äußerst ungünstig auswirken. Die Qualität der bedingungslosen Liebe ermöglicht uns zum Beispiel, dem menschlichen Leiden mit reinem Mitgefühl zu begegnen. Reines Mitgefühl besitzt eine andere Qualität als Mitleid und wirkt fast nüchtern nach außen, weil es eine ruhige Akzeptanz, von dem, was sich gerade offenbart, besitzt. Es verurteilt nicht, sondern kann das Leiden mitfühlen, ohne die Leidensgeschichte zu seinem eigenen Leidensweg zu machen. Reines Mitgefühl gehört trotzdem zu den Herz- und Liebesgefühlen und kann dadurch niemals ganz ausgeschlossen werden, sondern wird immer der Qualität der Bindung und des Einschließens folgen. Damit können in letzter Konsequenz weder Herz noch Liebe von der Ausrichtung der Liebesgefühle abgegrenzt entscheiden – es liegt schlichtweg nicht in ihrer Natur.[10] Umgekehrt versteht es der Verstand meisterhaft, eine Situation sachlich und trocken zu analysieren und zu beurteilen. In seiner eigenen linearen Natur fehlt jedoch der entscheidende Spielraum, um Gefühle, Emotionen, Stimmungen usw. mitschwingen zu lassen.

Aus einer ganzheitlichen Betrachtung heraus sind genau aus diesem Grunde Liebe und Herz – auch als die wertvollsten menschlichen Instanzen – nur bedingt geeignet, um im Alleingang oder aus einer dominanten Positionen heraus Entscheidungen zu treffen – vor allem bei schwierigen und komplexen Auseinandersetzungen und Konflikten. Das wiederum bedeutet:

Ist der Verstand nur von starken Liebes- und Herzgefühlen beeinflusst und nicht in der Lage, diese in einen Lebenskontext mit den Bauchgefühlen zu setzen, liegt die Wahrscheinlichkeit, dass eine Entscheidung wirklich die adäquate, richtige oder optimale ist, bei 50 Prozent. Genauso gut könnten wir würfeln oder eine Münze werfen.

Wie Verstand und Denken immer eine mitempfindende und regulierende Instanz benötigen, damit ihre Wertungen des Richtig und Falsch nicht einseitig erfolgen, so brauchen auch Herz und Liebe die Körper- und Energiesensorik als ein Regulativ. *Dieses Regulativ sorgt dafür, dass ihre Gefühlsausrichtung in Bezug zum Gesamtkontext gestellt wird.* Ihre einwandfreie Funktion klappt jedoch nur, wenn wir lernen, ihre Bereiche wertfrei zu differenzieren und nicht nur als schwammiges oder schummriges Bauchgefühl abzutun und zu verdrängen.

Im Gegensatz zum Denken (Vergangenheit ↔ Zukunft) befindet sich die differenzierte Körpersensorik zudem auf einer ***Gegenwartsebene*** und besitzt eine vorwegnehmende Situationswahrnehmung, die alle Bereiche ahnend mit einschließt. Eine qualitative Leistung, die weder unser Denkapparat noch Liebe und Herz imstande sind zu erbringen.

Liebeskummer – ein Paradebeispiel

Ein junges Paar, beide Ende zwanzig, beide in Weiterbildung auf dem zweiten Bildungsweg, seit mehreren Jahren in einer festen Beziehung miteinander, die nun aber in Schieflage geraten ist. Beide wohnen und arbeiten an getrennten Orten, deshalb sehen sie sich vorwiegend an Wochenenden und in den Ferien. Die höheren beruflichen Weiterbildungen auf Fachhochschulniveau bescheren beiden, neben ihrem dafür reduzierten Arbeitspensum, hohen Stress, wenn sich Zwischenprüfungen nähern. Mike war enorm ehrgeizig und setzte sich dafür unter großen Druck, stets nur Bestnoten aufs Papier zu bringen. Alles, was darunter lag, würde einem Totalabsturz gleichkommen und er malte sich jeweils die schrecklichsten Folgen seiner beruflichen und sozialen Laufbahn aus. Einen anderen Umgang kannte er nicht, das war schon immer so. Lea hingegen ging ihre Prüfungen zwar auch unter Druck, aber dennoch gelassener an. Sie wollte nur irgendwie durchkommen, der Rest würde sich danach ergeben. Lea hatte von Haus aus eine sehr hohe soziale Moral, was Treue, Verständnis, Unterstützung und gegenseitige Aufmerksamkeit in Beziehungen betraf. In diesen wiederkehrenden, gemeinsamen Stresszeiten wurde sie auf Grund ihres unterschiedlichen Umganges damit automatisch und unbewusst zur Stütze und Trösterin von Mike. Sie war diejenige, die versuchte, ihn zu verstehen, aufzurichten und seine Panikschübe vor den Prüfungen und deren Folgen abzufedern und zu relativieren. Damit glitt sie nach und nach in eine problematische Doppelrolle. Einerseits als Freundin, die eben alles etwas lockerer nehmen konnte und anderseits in eine Mike auffangende, und unterstützende Helferrolle. Kein Wunder, dass sie mehr und mehr unzufrieden und frustriert wurde. Vor allem auch, weil sich alles nur noch nach Mikes Lern- und Prüfungsphasen zu richten schien und das übrige Leben als junges, ausgelassenes Paar zunehmend wegbrach. Lea begann, sich innerlich von Mike zu distanzieren, was auch Auswirkungen auf ihr gemeinsames Sexualleben hatte, welches auf den Nullpunkt sank. Mike vertröstete Lea auf entspanntere Phasen mit dem Hinweis auf das Prüfungsende. Dann würde sich wieder alles einpendeln und normal sein.

Trotzdem stieg die Anspannung zwischen den beiden, doch der Prüfungsdruck und die Angst vor möglichem Versagen dominierten Mike dermaßen, dass er nicht in der Lage war, etwas dagegen zu tun.

Schließlich gab Lea Mike nach einem emotionalen Zusammenbruch zu verstehen, dass sie so nicht mehr weitermachen wollte und konnte. Alles in ihr sträubte sich gegen ihn als Person: seine Nähe, sein fixierter Tunnelblick und sein Ehrgeiz. Sie wolle nur noch raus aus der Beziehung, raus aus dieser Helferrolle, raus aus diesem Leistungsvakuum. Gleichzeitig tobten in ihr schreckliche Schuldgefühle als Folge von kritischen Gedanken und mächtigen Zweifeln, die unaufhörlich in ihrem Kopf tobten. Wie gemein und egoistisch von ihr, dass sie Mike ausgerechnet vor den Prüfungen hängen ließ, wo sie doch genau wusste, wie schlecht es ihm gerade geht und wie verloren er ohne sie ist.

Mike ging es nicht besser. Nach erstem Schock und tränenreicher Verzweiflung konnte er sich allerdings fassen und Leas Lage und Belastung gut nachvollziehen. Er machte ihr für ihren Entscheid, die Beziehung vorerst auf Eis zu legen, keinen Vorwurf. Tiefe Trauer, Verlustangst, Schuld und Scham gaben ihm jedoch ein Gefühl, als ob das Ende der Welt und allen Daseins angebrochen sei und damit auch die Beziehung zu Lea bereits definitiv zu Ende wäre. Trotzdem wollte er auf seine Lea, nach wie vor seine Traumfrau, warten. Solange eben, wie es nötig werden sollte. Den Eltern blieb die Beziehungskrise der beiden nicht verborgen und sowohl Lea als auch Mike wurde von Seiten ihrer Eltern Verständnis und große Unterstützung zuteil.

Verlustangst und der blinde Fleck in der Liebe

Zusammen mit der Mutter von Lea wurde ich als Therapeut in kurzzeitig beratender Funktion angefragt, sowohl was Lea und Mike betraf, als auch zur Unterstützung der Eltern. Was Lea und Mike benötigten, war keine grundlegende Therapie, sondern dem jungen Paar fehlte die Erfahrung im Umgang mit Verlustangst und dem berühmten blinden Fleck der Liebe. Ein riesiges Thema, das gestandene Erwachsene genauso betrifft und deren Auswirkungen oft schreckliche Ausmaße annimmt. Es benötigt dazu nur einen Blick auf die soziale Medienlandschaft.

Diese Thematik und die darin wohnende Dynamik versuchte ich Lea und Mike aufzuzeigen. Ich beleuchtete sowohl die Großartigkeit der Liebe als auch deren Absturz, wenn Trennung droht. Durch das wesenhafte Streben nach Bindung und Beziehung aktiviert die Liebe automatisch auch immer die Kehr- oder Schattenseite unseres Denkens, die sich mit Vehemenz auf alles stürzt, was zu einer Trennungssituation beigetragen haben könnte (vgl. dazu Kapitel 5 II. Die fünf Verbündeten der Schattenseite unseres Verstandes „Die Gang“. S. 68)

Im Falle ihres Beziehungsgefäßes waren das beispielsweise Mikes schulischer Ehrgeiz, seine zwanghaften Vorstellungen, dass er nur geschätzt und erfolgreich sein wird im Leben, wenn er zu den Allerbesten gehört, oder seine Abstürze auf Grund dieses Leistungsdruckes, die genauso ausufernd waren wie sein Ehrgeiz. Aber auch Leas Unfähigkeit, sich, wenn nötig, von diesem sie überfordernden Helfersyndrom abzugrenzen, statt Unlust, Groll und Wut runterzuschlucken, dafür jedoch mit Nörgeleien und frustgetragener Beziehungsstimmung zu kompensieren. So unterschiedlich ihre Ausgangspositionen und Persönlichkeitsstrukturen auch waren, so sehr litten beide unter den Auswirkungen der vehementen Schattenseite ihrer geprägten Denkmuster und Vorstellungen (vlg. dito Kapitel 5, „Die Gang“, S. 68):

Schuld, Scham, Verzweiflung, tiefste Trauer, Reue und anderes mehr, waren, wie so oft, unweigerlich die körpersensorischen Folgen (EGESA und Aggressionsformen), die bei tiefsitzender Selbstkritik, Selbstabwertung, Selbstzweifel, hoch gehaltener Moral und schlechtem Gewissen an ihre innere Türe klopften. Und dies, obwohl das ganz grundsätzlich *niemals* die Absicht des Herzens ist, sondern vielmehr die naturhafte Ausrichtung der Liebe, die, im Falle eines drohenden Verlustes, ungewollt diese Schattenseiten aktiviert.

Was wir verstehen, ist nur dann nachhaltig, wenn wir es auch fühlen

Als intelligente und schnell auffassende junge Menschen konnten Lea und Mike diese für sie neuen Erkenntnisse intellektuell problemlos verstehen. Die inneren Ablaufmechanismen auch auf den Ebenen der Gefühle, Emotionen und Stimmungen nachvollziehen zu können, war erwartungsgemäß ein etwas härterer Brocken für sie. Solchen Herausforderungen liegt nämlich eine, in unzähligen Beispielen und seit vielen Jahren beobachtete Tatsache zugrunde, ohne die es keine wirkliche Integration im Leben geben kann:

Neue Erkenntnisse können wir erst dann richtig erfassen, wenn sie auch Körperreaktionen aktivieren, die uns ermöglichen, diese inneren Abläufe authentisch zu empfinden und zu fühlen. Womit wir letztlich von einem ***ganzheitlichen Verständnis*** reden. Aus diesen Gründen achtete ich sehr darauf, dass Mike und Lea Verstandenes auch fühlen oder empfinden konnten und ob zusätzlich andere Reaktionen dazu auftraten. War es ihnen zwischendurch nicht möglich, etwas zu empfinden, weil Zweifel, Selbstvorwürfe und Verlustangst derart dominierten, dass die Gefühlsebene taub wurde, so veranlasste ich sie, mit Atem- und Stabilisierungstechniken der Gegenwart mehr bewusst zu werden und aus dieser heraus wieder in fühlbare Verbindung zu ihrem Körper zu gelangen. Das ermöglichte ihnen, dieses ständige Pendeln zwischen vergangenen Erfahrungen und Zukunftsvorstellungen zumindest vorübergehend zu neutralisieren. Ein Prozedere, das besonders wichtig ist für den Bereich der Herz- und Liebeszustände.

Neue Erkenntnisse müssen gefühlte Erkenntnisse sein. Das ist für neue Einsichten und Gedanken ausschlaggebend, weil das Neue ebenso mit einem „Gefühlsunterbau“ (EGESA) unterlegt sein muss, wie es die alten Vorstellungen sind. Für das intellektuelle Verstehen ist die körperbetonte Verankerung entscheidend, sonst bleiben nur logische Gedanken und Vorstellungen davon übrig, die jederzeit durch überzeugendere ersetzt werden können. Wie ein schöner Baum, der jedoch keine Wurzeln hat.

Mit der Schatten- und Kehrseite des Denkens und dessen fünf Verbündeten befasse ich mich eingehender im Kapitel 5 (für eine detailliertere Vertiefung zu Bildung, Zweck und Folgen des mentalen Schattens, s. Spiz, 2022, Kapitel 6).[11] Außerdem werde ich auch auf grundlegende einfache Wahrnehmungstechniken als nützliche Werkzeuge hinweisen, um die Körpergegenwart halten zu können. Diese ist zentral, weil sie uns hilft, von Vergangenheits- und Zukunftsvorstellungen nicht überflutet zu werden und als Folge davon unsere Identität vorübergehend untergeht.

Nach der emotional schwierigen Anfangsphase verbesserte sich langsam für beide die Situation. Sie einigten sich auf eine physische Auszeit, dafür per Telefon oder WhatsApp offen und grundehrlich jene Aspekte in der Beziehung auszutauschen, die ihnen gefehlt hatten. Nicht nur bei Lea lagen ein paar wichtige Punkte vor, auch Mike zog inzwischen nach und erhob gewisse „Ansprüche“ an die Beziehung. Parallel dazu spürte er sehr schnell, wie sich die überzogenen Selbstanforderungen jeweils nicht nur bei den Prüfungen unglaublich stark verdichteten, sondern auch in anderen Bereichen – zumindest latent – vorhanden waren. Mit wiederholt eingesetzten Körper-Wahrnehmungstechniken lernte er sehr schnell, sein Gedankenkreisen bewusst zu machen und die Aufmerksamkeit auf den Körper zu lenken. Die Verankerung im Körperbewusstsein half ihm zu realisieren, dass auch er mit der Beziehung nicht mehr ganz zufrieden war. Auf Grund seiner lähmenden Ängste war es ihm zuvor nicht möglich gewesen, sein Unbehagen überhaupt wahrzunehmen. Mike und Lea verabredeten nach einer weiteren Pause, es nochmals ernsthaft miteinander zu versuchen, diesmal unter Einbezug ihrer neuen, gefühlten Erkenntnisse und empfundenen Erfahrungen.

Angst und blinder Fleck dienen der Kehrseite unseres Denkens („Die Gang")

Interessant war, dass kurz vor dem gemeinsamen Entschluss, ihrer Beziehung nochmals eine Chance zu geben, Lea sich plötzlich innerlich zerrissen fühlte und stark zu zweifeln begann, ob diese Entscheidung auch wirklich die richtige war und sie ihre neu erworbene Freiheit wieder hergeben sollte. Jetzt zeigte sich der blinde Fleck in der Liebe! Während eine gefühlte Tendenz in ihr nichts wie weg von Mike und der Beziehung wollte und mit Vorstellungen von Freiheit, Abenteuer und Autonomie verband, flößte ihr ein entgegengesetztes kritisches Gedankenmuster große Angst ein. Sie malte sich aus, dass sie alles verlieren wird, was sie je an Schönem, Gutem und Einzigartigem mit Mike erlebt hatte. Die Zweifel gingen in eine Richtung und suggerierten ihr, dass sie all das Schöne mit keinem anderen jemals wieder erleben wird. Falls nämlich Mike der Geduldsfaden reißen und er die Beziehung beenden würde, war sie überzeugt, dass keine Reue ihn ihr zurückbrächte.

Die Schattenseiten des Verstandes und des Denkens befanden sich also in voller Aktion, während sich gleichzeitig die Natur des Herzens offenbarte, die alles einschließen und niemanden ausschließen möchte und damit die Grundlage für Zweifel, Kritik und Selbstvorwürfe bietet. Selbst eine Kompromisslösung ist für die Liebe nur schwer erträglich, weil Kompromisse immer Risiken beinhalten, welche die Liebe sofort in Alarm ob einer drohenden Trennung oder gar einem gänzlichen Verlust versetzen.

In Prozessen, die Herz und Liebe betreffen, sind nicht nur die fünf Verbündeten des Verstandes aktiv, sondern auch die Dynamiken des Herz- und Liebesschattens. Mit Herzschatten sind, als Folge des blinden Flecks der Liebe, jene körpersensorischen Reaktionen gemeint, die nicht der Herzensliebe entsprechen. Sie sind allgemein aggressiver Natur und stellen einen Gegenpol zur anderen Seite der Herz- und Liebesgefühle dar:

Wut, Ironie, Sarkasmus, Zynismus, Hass, Feindseligkeit, tiefer Groll, bis hin zu Rache, Vergeltung, Destruktivität und Vernichtung. (Eingehende Vertiefung über Entstehung und Strukturen des Herz- oder Liebesschatten, vgl. Kapitel 10, im Grundlagenbuch: „Im Banne innerer Machstrukturen")[10]

All diese Reaktionen besitzen eine trennende Qualität, die für das Herz und die Liebesgefühle unvereinbar sind. Damit werden sie vom Alltagsbewusstsein weit weg verdrängt, abgespalten oder verleugnet. Ist zum Beispiel der gefühlte Schmerz zu groß oder erfährt eine von ihrem einstigen Liebespartner verlassene Person zusätzlich Demütigung, Ausgrenzung oder anderweitigen Schaden, kommt unweigerlich der Herzschatten zum Vorschein. Dieser kann sich nach außen richten, beispielsweise gegen die Person, die jemanden verlassen hat, ebenso gegen das Schicksal, das ihr dies zumutet oder sich, wie bei Mike und dem Beispiel mit Maximilian, nach innen wenden. Sind wir unbewusst mit dem autoaggressiven Herzschatten verbunden, werden wir Opfer unserer selbst. Wir erleben vernichtende Selbstabwertung mit Wut, Hass und Ekel und bleiben auch meistens überzeugt von unserer Schuld. Akzeptanz, Respekt und die Würde uns selbst gegenüber treten wir vehement mit Füssen, was letztlich genauso schlimm und schmerzvoll ist, weil wir durch die Lieblosigkeit zu uns selbst zu einer gefühlten Vernichtung von uns selbst beitragen. In der Sprache der Liebe ist der Verlust der Liebe zu uns selbst am Ende noch schlimmer als der Liebesverlust in der Beziehung.

Leas Umgang mit ihrer inneren Zerrissenheit glich dem von Mike, auch wenn ihre Ausgangslage eine andere war als bei ihm. Mit entsprechenden Übungen sollte auch sie versuchen, in die Körpergegenwart zu kommen, um sich als erstes wieder in sich zu verankern. Durch die körpersensorische Gegenwartsebene konnte sich ihr eine andere Gefühls- und Erkenntnislage (vgl. Spiz, 2022: Das vertiefe Spürbewusstsein der Empfindungskognition[12]) eröffnen, wodurch sie viel weniger in das von der Liebe ausgehende Dilemma fiel, in dem sie Angst und Zweifel schutzlos ausgeliefert war.

Kapitel 4

Intuition

Die Definition der Intuition lt. Duden ist durch zwei Bedeutungen gekennzeichnet:

- Das unmittelbare, nicht diskursive, nicht auf Reflexion beruhende Erkennen und Erfassen eines Sachverhalts oder eines komplizierten Vorgangs;
- Eingebung, [plötzliches] ahnendes Erfassen.

Ich zitiere Auszüge und zusammengefasste Kernaussagen eines wissenschaftlichen Beitrages auf `http://www.wissensdialoge.de`[13]:

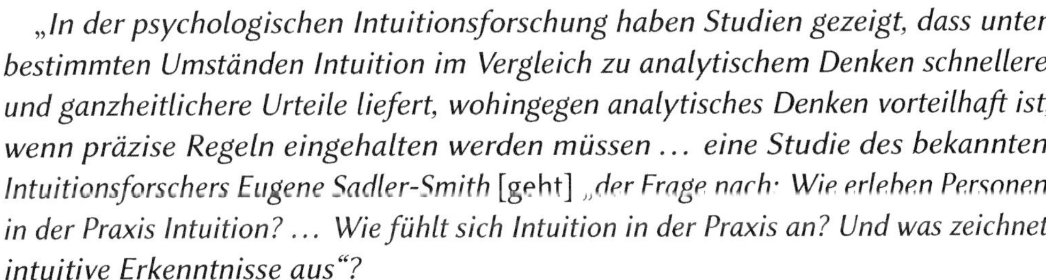

„In der psychologischen Intuitionsforschung haben Studien gezeigt, dass unter bestimmten Umständen Intuition im Vergleich zu analytischem Denken schnellere und ganzheitlichere Urteile liefert, wohingegen analytisches Denken vorteilhaft ist, wenn präzise Regeln eingehalten werden müssen … eine Studie des bekannten Intuitionsforschers Eugene Sadler-Smith [geht] *„der Frage nach: Wie erleben Personen in der Praxis Intuition? … Wie fühlt sich Intuition in der Praxis an? Und was zeichnet intuitive Erkenntnisse aus“?*

In dieser Studie mit teilnehmenden Praktiker:innen zeigte sich, dass **zwei Arten von Empfindungen** ins Bewusstsein gelangen, wenn sich eine Intuition entwickelt:

- als Körperempfindung, die oft „Bauchgefühl“ genannt wird (*z. B. „Ich habe dann ein komisches Gefühl im Bauch“*) oder
- als unspezifische körperliche Empfindungen *(z. B. „Ich habe ein diffuses, warmes Gefühl in meinem Inneren“)*, die sich häufig in Metaphern (Sinnbilder) ausdrücken *(z. B. „ein Flattern im Bauch“)*;

- als kognitive „Empfindung", die bewusst wird, *wie beispielsweise ein mentales Bild (z. B. „Ich bekomme ein Bild davon, wie alles zusammenhängt")*, oder *eine „innere Stimme", die sagt, was richtig ist.*

Bei der Frage, wie unserer Kognition (Verstandeserkenntnis) die Intuition nutzt, zeigte sich, dass sie:

- als *positives oder negatives Signal* auftreten kann *(z. B. „Es fühlt sich dann einfach völlig richtig an", „Ich bekomme das Gefühl, dass etwas nicht stimmt")*;
- zu einer *Erkenntnis* führt *(z. B. „Ich habe dann eine Idee, wie ich das Problem lösen kann")*;
- als eine *Vorahnung* (z. B. *„Ich habe ein Gefühl dafür, was passieren wird"*) oder ein *Urteil* (z. B. *„Ich weiß, was die bessere Wahl ist"*) erscheint, was ein bestimmtes Verhalten zur Folge hat.

Sadler-Smith kommt zusammengefasst zu dem Schluss, dass Intuition in der Praxis hoch relevant ist und daher trainiert werden sollte. Auf die unterschiedlichen Arten der Intuition sollte geachtet werden, ebenso wie Intuitionen empfunden und diese Empfindungen genutzt werden können. Er betont, dass eine Intuition immer auf eigenen Vorerfahrungen basiert und daher subjektiv ist. Sie soll erst in Handlungen umgesetzt werden, wenn sie überprüft wurde.

Aus vielen therapeutischen Arbeitsprozessen mit meinen Klient:innen zeigte sich, dass Intuition meist plötzlich und überraschend auftrat oder schon länger und wiederholt als hintergründige Ahnung vorhanden war. Wenn sie sich bewahrheitete, war es oft zu spät, weil sie meistens nicht beachtet oder nur nebenbei registriert wurde. Viele erkannten oder erinnerten sich auf Grund bestimmter Merkmale an bekannte Muster, die auf ihre Vorerfahrungen ähnlicher Situationen hinwiesen. Die Entstehung einer Intuition erleben die meisten Menschen unbewusst, sie taucht für sie schnell und automatisch – wie aus dem Nichts – auf. Sie verleiht auch ein Gefühl von Sicherheit und, im Vergleich zu analysierenden Denkprozessen, fühlt sie sich wesentlich leichter an.

Über die Intuition, was sie ist und wie sie entsteht, sind viele Halbwahrheiten und Projektionen im Umlauf und sehr oft wird sie den Bauchgefühlen gleichgesetzt. Intuition ist nicht nur eine gespeicherte Sammlung von Erfahrungswissen, auf das unser Bewusstsein bei Entscheidungen zurückgreift. Nachdem die verschiedensten körpersensorischen und kognitiven Ebenen in diesem Vorgang mitwirken, ist er viel komplexer als allgemein angenommen. Diese Komplexität, deren Geschwindigkeit unser Alltagsbewusstsein weit überfordern würde, bietet erst die Grundlage für das blitzschnelle einmalige oder wiederholte Erscheinen einer Intuition. Wenn Analysen der Indizien, die für eine Intuition sprechen, nur auf der rationalen Ebene stattfinden, kann der komplexe Vorgang, mit der Beteiligung unterschiedlichster Ebenen und Bereiche, nicht erfasst werden.

Der komplexe Aufbau einer Intuition

Der Begründer der Methode Somatic Experiencing (SE), Peter Levine, meint auf Grund seiner langjährigen neurobiologischen Studien innerhalb der Trauma-Arbeit, dass unterschiedliche Bereiche zusammenarbeiten müssen, damit die Fähigkeit zur Bildung einer Intuition zustande kommt. Sollten Sie an dieser wissenschaftlichen Erklärung kein Interesse haben, können Sie diesen theoretischen Abschnitt überspringen, ohne den inhaltlichen Anschluss zu verlieren. Die lateinischen Fachbezeichnungen sind in Klammern gesetzt oder umgekehrt in Klammern erklärt:

Levin ist der Ansicht, dass kurz bevor jemand eine Entscheidung trifft, eine bestimmte Region der Hirnrinde (prämotorischer Kortex) die Bewegungen aktiv steuert. Er erwähnt unter anderem Joseph La Doux[14], der meint, dass nur die an der Stirnseite des Gehirns gelegene Region (präfrontaler Kortex) in der Lage ist, das limbische System (betrifft Regionen des Mittel-, Zwischen- und Großhirns) zu modulieren. Diese Region bezieht Inputs von den Sinneszellen der Eingeweide (viszeral), die auch wichtig sind in Bezug auf traumatische Erfahrungen. Für Levin geht Intuition über das primitive motorische System (Bewegung, Haltung, Mimik, Gestik, Mikroveränderung etc.) hinaus. Therapierende verbinden das, was sie beobachten und hören, mit dem, was sie von inneren Organen (viszeral) und dem Darmgehirn (enterozeptiv) aufgenommen haben. Denn zur Fähigkeit einer Intuition gehört jener Teil des Nervensystems, der für die motorischen- und Sinnes-Signale (Sensomotorik) und der Darmwandnerven (enterisch) zuständig ist. Das enterische Gehirn (umgangssprachlich: Bauchgehirn) produziert einen Großteil des Serotonins (Gewebehormon/Neurotransmitter), ist in Verbindung mit den Eingeweiden des ganzen Magen-Darmtraktes und arbeitet nahezu autonom. Es unterliegt den Einflüssen des vegetativen Nervensystems (Sympathikus und Parasympathikus/Vagus) und über den Vagusnerv werden hunderttausende Inputs zum enterischen Nervensystem gesendet. Zur Bildung einer Intuition tragen nicht nur Inputs der Nervenbahnen aus den Eingeweiden (viszeral und enterozeptiv), die zum Gehirn gelangen, bei, sondern auch viele von den Gelenken und Muskelzellen[15].

Levins Ausführungen zeigen, wie hochkomplex sich der Vorgang für das Zustandekommen einer Intuition gestaltet und wie viele Komponenten aus unterschiedlichsten Ebenen dazu beitragen müssen. Eine hochdifferenzierte

Anforderung, zu der unsere alltägliche Wahrnehmungs- und Bewusstseinsfähigkeit bei Weitem nicht fähig wäre und deswegen im großen unbewussten Feld des Gehirns abläuft. Wir bemerken nur das Ergebnis in Form einer Empfindung, die scheinbar leicht, einfach und ohne Anstrengung plötzlich auftaucht. Eine Intuition kann jedoch sowohl sekundenschnell eintreten oder sich langsam anbahnen. Das Kennzeichnende dabei ist, dass wir aus dem Tagesbewusstsein heraus nie exakt sagen können, auf welcher Wahrnehmungsgrundlage sie sich hauptsächlich bezieht. Auf Sehen, Hören, Vorerfahrungen und Erinnerungen, Ahnungen, Übertragungen, Energieimpulsen, viszeralen Signalen, Propriozeption, situativer Wahrnehmung usw. Das zeigt, dass Intuition ein Gesamtpaket an vielfältigen Wahrnehmungen und Inputs aus unterschiedlichsten Bereichen ist, die gleichzeitig zusammenkommen und am Ende einen Output geben, der oft klar und simpel ist. Selbst wenn er für Außenstehende manchmal schräg und paradox erscheinen mag.

Zusammenfassung der bisherigen Erkenntnisse und Erfahrungswerte

Erkenntnisse und Erfahrungswerte aus meiner Praxistätigkeit zeigen ebenfalls in Richtung Stadler-Smith und Levine. Nachstehend eine (unvollständige) Zusammenfassung dieser hochkomplexen Mischung unterschiedlicher körpersensorischer Bereiche, die sich zu einer Intuition verdichten. Ergänzt durch praktische Erkenntnisse, die durch das vertiefte Spürbewusstsein retrospektiv gewonnen wurden:

- Vertieftes Spürbewusstsein als Grundlage (Werkzeug) zur Empfindungskognition (bzw. Gefühlserkenntnis)
- Äußere Sinneseindrücke: Sehen, Hören, Riechen, Schmecken, Tastsinn, Oberflächensensibilität, Zeit- und Gleichgewichtssinn
- Innere körpersensorische Bereiche: Empfindungen, Stimmungen, Gefühle, Emotionen, unterschiedliche Aggressionsformen
- Sinnesempfindungen aus Magen-, Darmtrakt, Herz, Lunge etc. (Viszeral)
- Empfindungen und Impulse aus dem Bewegungsapparat: Muskeln, Sehnen, Faszien, Gelenke, Knochen), der Körperstellung und Propriozeption (Tiefensensibilität/Propriozeption)
- Feine Körperwahrnehmungen des Energiefeldes: unterschiedliche innere Mikrobewegungen, Vibrieren, Zittern, Fließen, Strömen, Verdichtungen, unterschiedliche Wärme-, Kälte- und Druckqualitäten, Ausdehnungen usw.

- Aktivierung bestimmter innerer Prägungsmuster des eigenen Familienfeldes als Stimmung
- Körperübertragungen eines äußeren Familienfeldes oder eines allgemeinen Feldphänomens in Form einer Atmosphäre (z. B. örtlich und räumlich vorhandene Atmosphäre)
- Ein „Körperwissen" (Körpererinnerung), das über den Gedächtnisspeicher alter Erfahrungen hinausgeht

Fazit

Intuition kann eine untrügliche Gewissheit verleihen, die sich richtig und wahr anfühlt und nicht nach kritischem Durchleuchten und skeptischer Analyse verlangt. Sie macht uns auch fähig, Situationen als Ganzes zu erfassen, woraus sich kreative Lösungen ergeben können. Andererseits zeigt sie auch klar Grenzen auf, die uns Menschen selbst betreffen, wie beispielsweise bestimmte Reaktionen, Haltungen, Vorhaben oder Handlungen. Das hat nichts mit positivem oder negativem Denken zu tun, weil Intuition weit mehr ist als das. Genauso ist es falsch, Intuition in die Schublade der unreflektierten Bauchgefühle zu stecken. Damit wird sie zu einem undefinierbaren Gefühl abgewertet, das dann x-beliebig wird, weil darin alles hineingepackt werden kann. Nachdem die Intuition eng mit der Empfindungsebene verknüpft ist, stellen die gesamten körpersensorischen Bereiche (EGESA) ihre Grundlage dar, auf der Bewusstsein und Erkennen wie von selbst erscheinen. Dies geschieht aus einer ganzheitlichen Körperwahrnehmung heraus, die für das Alltagsbewusstsein nicht möglich ist, weil es nicht der Natur des Verstandes und der Logik entspricht. Die Intuition ragt auf Grund ihrer Vielschichtigkeit, die sich nicht polarisiert, sondern miteinander ein komplexes Ganzes bildet, weit über unser analytisches Denken hinaus. Der Intuition zu vertrauen ähnelt einer Weisheit zu lauschen. Beides geht über das bewusst erfassbare Wissen hinaus, selbst wenn danach unsere bewusst gewählte Entscheidung oder Handlung anders ausfällt.

Situative Körperwahrnehmung – unterschätzte Körperintelligenz

Eine Fähigkeit unserer Körperwahrnehmung ist die Reaktion auf alle Impulse, Themen und Erfahrungen und bleibt zeitlich immer im Nachvollzug eines Vorganges und Prozessgeschehens. Die andere, weniger bekannte Fähigkeit, besteht im situativen Vorwegnehmen einer körpersensorischen Wahrnehmung, bevor Signale oder Ereignisse eintreten. Unser situatives Körperbewusstsein, anders ausgedrückt, unsere situationsbezogene Körperintelligenz oder Körpererinnerung, besitzt gegenüber der Rationalität einen wesentlichen Vorteil. Wir können uns bereits im Vorfeld einer Situation sowohl wohl als auch unwohl fühlen, bevor noch entsprechende Zeichen, Signale oder Ereignisse auftauchen, die für unser Denken notwendig wären, um überhaupt etwas zu erkennen. *Dies ist deswegen möglich, weil das situative Körperbewusstsein die Situation kennt und nicht, wie oftmals behauptet, nur auf sie reagiert. Beides sind zwar, von einer Zeitachse aus betrachtet, Reaktionen auf eine bestimmte Situation. Der große Unterschied besteht darin, dass mit „die Situation kennen" ein komplexes Vorwegnehmen auf einer Empfindungsebene gemeint ist.*

Ein Beispiel

Wir begegnen jemandem auf der Straße und haben das Gefühl, dass wir diese Person kennen, wissen aber nicht mehr, wem oder welcher Situation wir sie zuordnen müssen. Während unser Verstand die Person nicht identifizieren kann, „[…] *weiß unser Körper, wer sie ist und weiß sogar, was wir gegenüber dieser Person empfinden.*"[16] Die betreffende Person vermittelt uns eine Art vertrautes Gefühl und dieses fühlt sich völlig anders an, als wenn wir jemand Fremden sehen würden. Trotz des Umstandes, dass wir uns mental nicht mehr erinnern, ist unsere Empfindung gegenüber dieser Person klar und ausgeprägt. Das weist darauf hin, dass wir ein situatives Körperbewusstsein besitzen und dieses Gewahrsein erfordert eine umfassende Körpererinnerung, die weit über das hinausgeht, was bereits unser geniales Gehirn in dieser Hinsicht leistet.

Abgesehen von Körperempfindungen, die einen offensichtlichen Ursache-Wirkung-Zusammenhang aufzeigen, hat unser Verstand mit allen anderen Empfindungen ein Problem. Zuoberst auf der Problemliste stehen dabei die Körperempfindungen in Beziehungen, die oft eine Vielzahl an körpersensorischen Informationen beinhalten. Nach E. Gendlin haben diese körperlichen Empfindungen „[…] *eine innewohnende Komplexität, die alles betrifft, was die betreffende Person, Situation oder das Ereignis ausmacht.*"[16] Darin sind vielschichtige Komponenten verwoben und der Kognition und Logik bleiben sie auf diese Weise verborgen. Sie präsentieren sich nicht in einer kognitiv erkennbaren Form, mit der unser Verstand etwas anzufangen weiß, sondern kommen eher schwammig, dumpf, nebulös, unklar und weniger aussagekräftig daher. Das irritiert und verwirrt den Intellekt, sodass er in der Folge komplexe Körperempfindungen ablehnt, verdrängt oder diese als vernachlässigbar und hinderlich einstuft. Aus der Sicht des Verstandes blockieren diese den kontrollierenden Überblick der Zusammenhänge, verunmöglichen das Erkennen der Ursachen sowie zielgerichtete, schnelle Lösungen. Doch genau das ist der Ort, an dem unser Verstand an seine unwiderruflichen Grenzen stößt.[17]

Wahrnehmungsverzerrung (Bias) durch feste Denkvorstellungen

Alte Denkgewohnheiten und Vorstellungsschablonen bauen auf der Grundlage logischer Denkmuster und hierarchischer Ordnungsstrukturen auf, mit entscheidenden Folgen:

- Denkmuster beeinflussen und steuern einseitig Verhalten, Werte und Einstellungen.
- Denkmuster spalten die Körpersensorik und verschieben den für sie „minderwertigen" Teil in den Eintopf undefinierter Bauchgefühle.
- Denkmuster verzerren die unabhängige Wahrnehmung der Gesamtpersönlichkeit.

Auf der körpersensorischen und emotionalen Ebene ist es absolut unabdingbar, mehr Zeit und Raum für die Körperwahrnehmung zuzulassen, damit aus dem anfänglich kaum greifbaren Zustand wertvolle Informationen und Strukturen zum Vorschein kommen können. Vereinfacht ausgedrückt, besitzen wir nicht nur einen reaktiven, sondern auch einen situativen Körper, der Ereignisse und Qualitäten antizipierend wahrnehmen kann. Um dies überhaupt bewerkstelligen zu können, muss er viel schneller sein als unser gedankliches und kognitives Erfassen. Bewusst fokussierte Körperwahrnehmung plus die situative Wahrnehmungsfähigkeit lassen in der Schnelligkeit unser Denken alt aussehen. Das heißt aber auch, dass wir diesen riesigen Bereich mit unserem Alltagsbewusstsein nicht oder kaum realisieren und deshalb auch nicht merken, wie Denkmuster und Haltungen sich unseres Körpers bemächtigen, um ihre Dominanz zu festigen:

- Sie verzerren unsere Gesamtwahrnehmung in Richtung des jeweiligen Denkmusters.
- Dadurch verlieren wir unbemerkt die unabhängige Körperwahrnehmung und können damit weder auf die Körperintelligenz zugreifen, noch die Signale unserer Intuition bemerken.
- Bauchgefühle sind dann für uns undifferenziert, chaotisch und überflutend.

- Das wiederum ist Wasser auf die Mühlen der Rationalität, die uns davor warnt, diesen Bauchgefühlen nicht zu viel Aufmerksamkeit und Entscheidungsrecht einzuräumen.

Würden wir uns im Alltag bewusst dafür Zeit nehmen, könnten wir an uns selbst beobachten, wie gesellschaftliche Denk- und Verhaltensmuster automatisiert ablaufen, wenn sie genügend oft wiederholt wurden. Außerdem würde uns auffallen, wie ihre Steuerungsmechanismen die Bereiche der Körpersensorik und Aggressionsformen dafür einsetzen, ohne dass uns dies im Allgemeinen bewusst wird.

Dort, wo für exakte Wiederholung und Routine von Denkprozessen und Bewegungsabläufen diese Automatismen benötigt werden, sind sie ein Segen. In Beziehungen hingegen entwickeln sie sich zur Katastrophe, egal ob im privaten, familiären oder Arbeitsbereich. Empfindendes Bewusstsein, Körperintelligenz und Intuition sind daher ein dringend notwendiges Regulativ, um die permanente Dominanz unserer Denkstrukturen und automatisierten Verhaltensweisen zu korrigieren und das Gleichgewicht zwischen Körper und Psyche wieder herzustellen. Sonst stellen sich unsere Denkgewohnheit über den Körper und zementieren ständig ihre einseitige Dominanz, die jedoch auf Dauer zum Bumerang wird. Sobald wir damit beginnen, die Bereiche der Körpersensorik bewusster zu differenzieren, werden wir sehr schnell die Halbwahrheiten merken, die gesellschaftlich über Bauchgefühle verbreitet werden. Die Befreiung unserer Körperintelligenz gehört damit zum inneren Kreis des Buchthemas.

Kapitel 5

Gedanken, Logik und Interpretationen versus Bauchgefühlen

Die lineare Ausrichtung des Verstandes und der Vernunft

Unser menschlicher Verstand, auf dessen Entwicklung wir mit Recht stolz sein können, beinhaltet Denken, kausalen Intellekt, lineare Logik, die Fähigkeit zur Interpretation, Reflexion, Analyse, Evaluierung, Bewertung (direkte oder übergeordnete) u. V. m. Weitere unabdingbare Bestandteile, um Kontrolle, Vernunft und Sicherheit zu gewährleisten, sind Hinterfragung, Zweifel, kritische Auseinandersetzung und ständige Verbesserung der Anpassung an die Umweltgegebenheiten. Mit diesem Rüstzeug versuchen wir, unser Leben bestmöglich zu meistern und darüber hinaus unsere persönliche Entwicklung voranzutreiben.

In der differenzierten Betrachtung des Zusammenspiels von Verstand, Herz und Körper zeigt sich in fast allen Fällen eine Dominanz unserer Vorstellungen und Denkgewohnheiten. Die davon automatisch aktivierten körpersensorischen Bereiche (EGESA) dienen dabei entweder als unterstützender und tragender Gefühlsunterbau oder werden erfolgreich verdrängt, wenn sie widersprüchlich zur Rationalität stehen. Damit gebären sich unsere Denkmuster und Vorstellungen wie eine von uns abgekoppelte und somit selbständige Instanz, die uns praktisch unbemerkt beeinflusst und steuert. Wird nun innerhalb der therapeutischen Arbeit auf die Macht und Position des Verstandes hingewiesen, kann dies für Klient:innen unlogisch sein, weil viele davon ausgehen, dass sie und ihr Denken eine unzertrennliche Einheit sind. Deswegen ist es auch für sie irritierend, wenn im Therapieprozess der Verstand wie ein zweites, individuelles Ich beschrieben wird, der eine Person zu dominieren vermag. Es ist die allgemeine Überzeugung, dass Denkprozesse – von psychiatrischen Denkstörungen abgesehen – sowie deren Verantwortung und Kontrolle dem gesunden Menschenverstand unterliegen. Bei den Emotionen gilt dasselbe Überzeugungsprinzip. Auch hier gilt es, die Gefühlszustände zu registrieren und sie mit klarem Verstand zu interpretieren, ohne davon überschwemmt zu werden.

In dieser – wie wir sehen – rein von der Logik her geführten Argumentation werden aber wichtige Grundlagen unserer Denkprozesse und rationalen Ablaufmechanismen übergangen, die ein *hierarchisch organisiertes Ordnungssystem* bilden, um die innere Machtstruktur zu festigen.

Äußere kollektive Kämpfe verstärken innere Kämpfe und Zerrissenheit

Fest verankerte Denk- und Verhaltensmuster, die uns aus dem tiefsten Inneren heraus täglich leiten und deren komplexen Manipulationen wir uns unbewusst unterwerfen, kommen in der öffentlichen Debatte praktisch nicht vor. Und dies, obwohl die Basisprogramme eingefleischter Gewohnheiten in schwierigen Zeiten an Machteinfluss zunehmen und damit Öl ins Feuer der inneren Zerrissenheit gießen. Dennoch scheinen sie selbst in psychosozialen Wissenschaftsbereichen nicht als lohnendes Forschungsfeld erkannt zu werden. Wenn auf verschiedenen Ebenen kollektive Bedrohungen auftreten (Klimawandel, wirtschaftliche Krisen, Ressourcenknappheit, Kriege usw.) aktivieren sie in vielen von uns Ängste, Widerstände sowie das drängende Bedürfnis nach Sicherheit und Stabilität. Unsere inneren Ordnungsstrukturen und Identifikationen sind dabei besonders gefordert, was bei zunehmenden Ängsten vor allem unterschiedliche Aggressionen aktiviert. Neurobiologie und Sozialwissenschaften haben diese Zusammenhänge zwar weitgehend erforscht. Umso erstaunlicher ist, dass folgender Umstand kaum jemand zu interessieren scheint: Aggressive Prozesse und Machtdynamiken des äußeren Zeitgeschehens finden bei vielen Menschen in ähnlicher, jedoch sehr versteckter Form auch auf einer inneren Bühne statt. Gemeint sind nicht etwa Menschen mit schweren, psychiatrischen Erkrankungsformen und Störungen, sondern jene, die in der Gesellschaft äußerlich sogenannt „gut funktionieren", sich jedoch in einem permanenten, „inneren Abnützungskampf" befinden. Dabei werden wertvolle menschliche Ressourcen nachhaltig erschöpft, letztlich mit fatalen Folgen für die persönliche Entwicklung, Autonomie und das Immunsystem. Womit wir beim Kern der inneren Einflussdimensionen und des ungleichen Machtkampfes wären, der hintergründig durch Angst und Aggression geschürt wird.

Die Fehler durch Bewusstseinslücken und Unterschätzungen

In Literatur, Leitmedien und öffentlichen Diskussionen wird wiederholt betont, sich stets in schwierigen und unsicheren Zeiten, in denen Lösungen und Entscheidungen schwierig sind, umfassend zu informieren. Wir sollten uns durch keine Seite radikalisieren lassen, dafür in Selbstreflexion und im fairen Dialog bleiben und sich aktiv für demokratische Rechte einsetzen. All diese Appelle sind zwar vernünftig und logisch nachvollziehbar, nur wird dabei übersehen, dass eine große Anzahl Menschen dazu gar nicht in der Lage ist. Nicht etwa deswegen, weil sie dumm, bequem, zu privilegiert, unsozial oder hedonistisch sind.

Die Gründe dafür liegen woanders

Genau dann nämlich, wenn es darum geht, sich in der Öffentlichkeit zu zeigen und eine reflektierte Meinung zu vertreten, die Mut erfordert, weil sie anders ist, als die offiziellen Vorgaben und Haltungen, oder sich nur an deren Rändern bewegt, setzt reflexartig ein uralter Mechanismus ein. Unser dominierender rationaler Verstand macht uns Menschen einen Strich durch die Rechnung, indem er den Spieß umdreht und sich gegen uns selbst richtet:

Über Vernunft, Logik, Zweifel, Selbstkritik und dem Hin- und Herpendeln zwischen vergangenen und möglichen zukünftigen Szenarien fährt unsere Vernunft sofort autoaggressive Geschütze auf, um alte, tiefsitzende Autoritätsprägungen und hierarchische Ordnungsstrukturen zu aktivieren. Deswegen bringt es rein gar nichts, verunsicherten Menschen, die sich in diesem Dilemma befinden, mangelnde Zivilcourage oder unreflektierte Meinungsanpassung vorzuhalten und ihnen sogenannt gute, aber absolut wirkungslose Ratschläge zur Veränderung anzubieten, ohne die automatischen Abläufe dieser wirkmächtigen Systeme zu kennen!

Entscheidend ist, nicht nur die psychischen Grundlagen von uns zu kennen, sondern wie und auf welchen Wegen sich automatisierte Abläufe und Verhaltensstrukturen im alltäglichen Beziehungsumgang gebildet haben und es schaffen, ihre Einflussmacht zu behalten:

Damit sich grundlegend nichts ändert, besitzen unsere inneren Organisationsstrukturen die Fähigkeit, sich den verändernden Inhalten und Umständen nur vordergründig flexibel anzupassen. Auf der dahinterliegenden Werteebene bleibt aber die alte, hierarchisch dominierende Grundeinstellung verdeckt bestehen, was bedeutet, dass sie unser Denken und Verhalten weiterhin beeinflusst. Diese manipulative innere Abwehr unterläuft das Radar unseres Tagesbewusstseins, welches mit dem Veränderungsdruck beschäftigt ist und deshalb nichts merkt.

Denkfehler, kognitive Verzerrungen und Fehlschlüsse

Unsere Denk- und Handlungsmuster sind seit jeher von den dominanten gesellschaftlichen Ordnungsstrukturen und Werten geprägt. Daher kommen viele Menschen bei der Umsetzung neuer Erkenntnisse automatisch in einen inneren Konflikt, wenn sie gängigen Werten widersprechen. Soziale Bedrohungs- und Ausgrenzungsbefürchtungen, gesellschaftliche Nachteile und Existenzängste, Scham, Schuldgefühle und Angst treten zutage und unterstützen die dominante Kehrseite der sonst so geschätzten und allgemein geforderten kritischen Reflexionsfähigkeit.

Viele Spezialisten aus Neurobiologie, Soziologie sowie Wahrnehmungs- und Kognitionswissenschaften beschreiben detailliert die wissenschaftlich erforschten Grundlagen, um solche Prägungsmuster überhaupt zu ermöglichen, aber:

Sie erklären nicht das Zusammenspiel dieser programmhaften Abläufe! Damit können sie Menschen auf der täglichen Handlungsebene keine Grundlagen bieten, woraus sich individuelle Möglichkeiten ableiten lassen. Einerseits um freiwillig neue Haltungen und Erkenntniswerte nachhaltig zu etablieren und anderseits nicht in die alte Dominanz überholter und machtvoller Werte- und Denkschablonen zurückzufallen.

Alte Prägungsmuster sind zwar individuell ausgeprägt, ihre Mechanismen zur Umsetzung unterstehen allerdings kollektiv verankerten Werten und Ordnungsprinzipien, abhängig von der jeweiligen Kultur und Gesellschaft. Nicht nur auf der psychosomatischen und immunologischen Ebene sind die Folgen auf Dauer verheerend, sondern vor allem in den Bereichen des Denkens und der logischen Kognition.

Es ist offensichtlich, dass Spezialisten der Kommunikationswissenschaften, Soziologie und Psychologie – trotz bestem Grundlagenwissen und hervorragender Forschungsarbeit – der Blick verstellt ist, und zwar durch einen, wie ich meine, *durchgehenden Denkfehler*:

Der Denkfehler besteht darin, sich auf Reflexion, Erkenntnis und Bewusstsein zu verlassen und zu glauben, dass diese rationalen Vernunftprozesse reichen würden, um nachhaltige Einstellungsänderungen herbeizuführen.

Dabei werden die fest im Sattel sitzenden Denk-, Gefühls- und Handlungsschablonen ausgeblendet, die zu einem inneren Rückfall in alte systemische Prägungsmuster führen. Die meisten – auch Therapeut:innen mit tollen Lösungsstrategien – gehen davon aus, dass jeder Mensch, der über neue und überzeugende Erkenntnisse zu notwendigen Änderungen verfügt, von einem Ist-Zustand zu einem Soll-Zustand gelangen kann. Das heißt, wenn wir erkennen, dass zum Beispiel eine bisher gesellschaftlich akzeptierte Gewohnheit oder Verhaltensweise langfristig für uns individuell und als Gemeinschaft nicht mehr zeitgemäß ist und auch änderbar wäre, so gibt es keinen ernsthaften Grund, dies nicht zu versuchen. Selbst wenn es größere Lebensumstellungen nach sich zieht und anfangs mühsam wäre. So weit so gut.

Was hierbei völlig vergessen und dadurch übersprungen wird, ist die fundamental wichtige Reaktionsebene eines programmierten Ablaufmusters. Sie ignoriert im Kern jede grundsätzliche Veränderung, weil diese in letzter Konsequenz die vorherrschende Identifikations- und Existenzgrundlage bedroht, egal wie logisch und folgerichtig das Neue auch sein mag.

Akademischer Wahrheitsanspruch und wissenschaftliche Deutungshoheit

Akademische Ausbildungen vermitteln, abgesehen von ihrer unumstrittenen Geistes- und Denkschulung, ein Kognitionsverständnis, das nur dann wissenschaftliche Gültigkeit besitzt, wenn es den bekannten wissenschaftlichen Erfordernissen

Rechnung trägt. In vielen akademischen Bereichen außer Frage eine Notwendigkeit, denken wir nur an neue Erkenntnisse in den Naturwissenschaften. In der Medizin beispielsweise ist dieses wissenschaftliche Denken ebenfalls wichtig, solange es um kausale Ursachen und Wirkzusammenhänge geht, so komplex sie auch biologisch sein mögen. Wenn jedoch psychosomatische und körpersensorische Bereiche diesem geschulten Denken in nicht nachvollziehbarer und beweisbarer Form begegnen, werden sie vielerorts nicht ernst genommen. Die wissenschaftlich und akademisch geschulte Denklogik signalisiert automatisch einen hohen Rang an vernetzter Bewusstheit und wähnt sich den körpersensorischen Bereichen und ihren für sie unzuverlässigen Erscheinungsformen weit überlegen. Es wird praktisch vorausgesetzt, dass Meinungen und folglich auch Entscheidungen auf der Basis von gesicherten, wissenschaftlichen Ergebnissen und evidenzbasierten Fakten gebildet werden. Oder anders ausgedrückt: Dem widersprechende Ansichten und Überzeugungen sind dann unbewiesene Behauptungen, folgen nicht dem rationalen Faktendenken, sondern einem irrationales Wunschdenken oder sind Projektionen auf der Basis von Affekten. Kurzum sind sie dadurch falsch und nicht ernst zu nehmen. Dazu gehört die oft gehörte Feststellung, dass bei einer mehrheitlich wissenschaftlich gesicherten Faktenlage es keinen nachvollziehbaren, rationalen Grund gäbe, diese nicht einzubeziehen und Veränderungen damit einzuleiten, wenn Möglichkeiten dafür bestehen würden. Klingt aus rationaler und logischer Sicht auch klar und vernünftig, gleichzeitig offenbaren solche Haltungen die Einseitigkeit des linear ausgerichteten Denkens. Es ignoriert die Komplexität innerer Ablaufmechanismen und Reaktionsmuster, indem es sie nicht einmal in Betracht zieht. Wenn akademische Vertreter aus den sozialwissenschaftlichen, medizinischen und philosophischen Bereichen nicht der „scheinbaren Widersprüchlichkeit menschlicher Verhaltensweisen und ihren mächtigen Prägungsstrukturen" als fundamentale Tatsache Rechnung tragen, landen sie in derselben Falle, wie viele ihrer Kolleg:innen aus den naturwissenschaftlichen Gebieten. Unabhängig davon, wie schlüssig, eloquent und überzeugend diese ihre Darlegungen auch präsentieren mögen. In den letzten Jahren konnte man diese Argumentationsform fast täglich in den öffentlichen Diskussionen über Covid-19-Impfung, Klimawandel, neoliberale Kapitalismus usw. beobachten, die sich – meiner Wahrnehmung nach – seit der Pandemie sehr verschärft haben. An dieser Stelle erspare ich mir, Beispiele anzuführen, nachdem das Internet und die Nachrichtenportale voll davon sind und ich auf etwas Grundlegenderes hinweisen will:

Ich werde seit Langem den Eindruck nicht los, dass die ernsthafte Auseinandersetzung mit den körpersensorischen Abläufen (Bauchgefühlen, Aggressionsformen etc.) fast einer Kontaminierung des reinen Denkens gleichkommt. In den akademischen Bereichen der Schulmedizin, Sozialwissenschaften und teilweise auch Psychologie und Philosophie ist diese Abneigung gut zu merken und sie haben es auch nicht nötig, sie direkt zu zeigen. Das Argument der evidenzbasierten Beweisschuld reicht zum Beispiel, um Neuerungen und anderen Ansichten und Erfahrungswerten sofort „wissenschaftlich" den Stecker zu ziehen. Unabhängig davon, ob in bestimmten Bereichen die evidenten Fakten auf anderen Erfahrungs- und Beweisebenen liegen als auf den herkömmlich vorgegebenen Doppelblindstudien oder klinischen und anderen wissenschaftlichen Beweiskriterien.

Ich gehe davon aus, dass hier keine bewusste Absicht dahintersteckt. Der akademische Wahrheitsanspruch ist die Folge der wissenschaftlichen Deutungshoheit. Sie ergibt sich aus der zwingenden Dominanz und Kontrolle der Rationalität gegenüber unlogischen und der Vernunft widersprechenden Prozesse. In der Medizin ist diese Vermessenheit im Bereich der Bauchgefühle zum Teil deutlich ausgeprägt. Als oberste Instanzen sind Wissenschaftlichkeit und akademischer Wahrheitsanspruch entscheidende Machtfaktoren, die besonders in der Körpersensorik auch neurobiologisch begünstigt werden. Am Ende **müssen** Rationalität und Logik in praktisch allen Diskussionen, Foren und Kontroversen die Oberhand behalten, weil ein deutlich eingeräumtes Mitspracherecht der Körpersensorik bereits einer Bedrohung gleichkommen würde. Die „Hüter des Wissens" müssten sich dann zwangsläufig in den dunklen, für sie irrationalen Keller der menschlichen Grundausstattung begeben, mit der wir uns durch den Alltag bewegen. Das aber überlassen sie in der Regel lieber der Psychiatrie, Psychologie und Soziologie, die sich mit diesen wissenschaftlich offensichtlich nur schwer handhabbaren, menschlichen Phänomenen herumschlagen sollen. Dass dieser Überlegenheitsanspruch auf Denken und Rationalität rückwirkende Folgen hat, indem er die weitere Entwicklung nur in eine lineare Richtung steuert, kann vom Verstand nicht nachvollzogen werden.

Fazit

Unsere Rationalität besitzt außerhalb des Denkens, der Logik, Interpretation usw. keine weiteren Möglichkeiten und Werkzeuge, die Körpersprache des Empfindens, Spürens und Fühlens dem Denkapparat angemessen zu vermitteln. Das Denken allein ist nicht in der Lage, die körpersensorischen Ausdrucksebenen in die Erkenntnissprache der Logik adäquat zu übersetzen. Und zwar in der Art, dass sich daraus unser gedankliches Verständnis und Bewusstseinsbild gemäß der

Qualität und dem Bewusstsein der Körpersensorik erweitert. Dazu benötigt es einen Wechsel vom Denken in die Bereiche der Körpersensorik. Erst dann sind die körpersensorische Erkenntnisse der EGESA und des empfindendes Bewusstseins spürend begreifbar. Erst dann kann ihre Bedeutung für alle menschlichen Ebenen und Entscheidungen nachvollzogen werden.

Um die Vorherrschaft unseres Verstandes in einem partizipativen Sinne verändern zu können, müssen wir seine drei Säulen kennen. Sie sind das Fundament, auf das sich unsere Denkprozesse und rationalen Ablaufmechanismen stützen, um ihre Kontrolle und Dominanz zu sichern:

I. Transgenerationale, biographische und spätere Prägungen

Die Basis für das jeweilige, hierarchisch organisierte Ordnungssystem bilden innere Machtstrukturen, die sich aus transgenerationaler, biographischer und späterer Prägung gebildet haben. Sie sind durchwoben mit moralisch unterlegten Überzeugungen und Werten der jeweiligen Gesellschaft und Kultur, die aus frühen und späteren Erfahrungen stammen. Dabei stehen sie in enger Wechselbeziehung zu Verhaltensmustern, den körpersensorischen Bereichen und Energiezuständen und Aggressionsformen. Deren Einfluss ist nicht nur psychosomatisch und immunologisch von großer Bedeutung, sondern ist die Grundlage für die Steuerung des Lebensflusses bis in den energetisch-spirituellen Bereich hinein.

Fallbeispiel Marco

In den ersten Minuten der Begegnung mit Marco spürte ich seine herzliche, offene und sehr bezogene Art, die auch in seinem Betrieb sehr geschätzt wurde. Marco wollte die Hintergründe seiner Eifersucht und des Neides – die seit Längerem an ihm nagten – gegenüber bestimmten Menschen besser verstehen und handhaben können.

Auf der einen Seite gab es diese Vorgesetzten im Betrieb, die fachlich eher mittelmäßig waren, denen es jedoch – vor allem in Sitzungen – immer gelang, sich im Kreise der obersten Chefs und Verwaltungsräte Aufmerksamkeit und Eindruck zu verschaffen. Mit beneidenswerter Selbstüberzeugung schwangen sie inhaltslose Reden, bei denen es sich inhaltlich im Prinzip nur um eine Wiederholung des bereits Gesagtem handelte. Marco ärgerte sich zunehmend darüber, dass diese Wichtigtuer mit ihrem unnötigen Gerede auch den Prozessverlauf der Sitzungen stark bremsten. Besonders regte ihn sein Vorgesetzter auf, der bei schwierigen Themen im personellen Bereich durch Abwesenheit glänzte und die heiklen Aufgaben an Marco abwälzte. Aufgaben, für die Marco als stellvertretender Abteilungsleiter offiziell gar nicht die nötigen Kompetenzen besaß. Er war in der Rolle als Vorgesetzter klar für den Fach- und Ablaufbereich der Aufträge seiner Abteilung zuständig. Die durch seinen Chef an ihn delegierten Aufgaben waren für Marco emotional belastend, auch wenn er sie immer mit sehr viel Fingerspitzengefühl erfolgreich ausführen konnte. Marco fühlte sich mehr und mehr ausgenützt, zumal sich in ihm das deutliche Gefühl breit machte, dass durch sein Engagement die Stelle als Abteilungsleiter eigentlich *ihm* zustehen würde. Ärgerlich war zudem, dass die Vorgesetzten der verschiedenen Abteilungen mehrere Wochen pro Jahr bezahlte Weiterbildungen zugesprochen bekamen, die sie insgeheim als Auszeit vom Tagesgeschäft nutzten, während er sich mit 2,5 Tagen pro Jahr begnügen musste. Dabei war Marco wissenshungrig und stets bestrebt, sich fortlaufend weiterzubilden, um immer auf dem neuesten Stand zu sein. Kein Wunder, dass er sich unter seinem Wert eingestuft fühlte, wie er mir gestand und ich hörte in seinen Worten Groll und Wut mitschwingen. Auf die Frage, wie er selbst seine Vorgesetzten einstufe, meinte er, dass diese sich in der Regel besser darstellen würden, als sie es in der Praxis tatsächlich wären. Vor allem in zwischenmenschlichen Belangen hätten sie kein Bewusstsein darüber, wie selbstgefällig und arrogant ihr Benehmen zuweilen sei.

Marco arbeitete 100 %, seine Frau Esther 30 %. Immer wieder ertappte er sich dabei, wie sehr er sie darum beneidete, dass ihr mehr Freizeit für ihre eigenen Belange zur Verfügung stand als ihm. Freie, unbeschwerte Zeit, die sie sich voll herausnahm. Durch die finanzielle Belastung durch der Töchter, die beide studierten, war es Marco grundsätzlich nicht möglich, sein Arbeitspensum zu reduzieren, um ebenfalls ein solches freies Zeit-Gefäß für sich zu schaffen.

Ich ließ Marco in das Gefühl des Neides auf die Freiheiten seiner Frau eintauchen, wobei er sich auf die körperlichen Reaktionen konzentrieren sollte. Sie führten ihn in den Brust- und Bauchbereich, woraus sich nach und nach Frust, Ärger und Traurigkeit einstellte. Ihm wurde klar, dass er sehr unzufrieden darüber war, nicht die gleichen Möglichkeiten wie seine Frau zu besitzen, sein Leben etwas leichter und ausgeglichener zu gestalten. Scham und Selbstkritik ob solcherlei Eifersucht stellten sich bei ihm ein und er kam sich schäbig vor. Ich ermutigte Marco, seine moralischen Bedenken für einmal zur Seite zu stellen und sich umso mehr auf eben diese ungerechten Unterschiede und Vergleiche zu konzentrieren. Bald schon erkannte er, dass diese Unzufriedenheit schon viele Jahre in ihm gärte und ihr Ausgangspunkt bereits in seinen frühen Lebensjahren zu finden war.

Als jüngster Sohn italienischer Wirtschaftsmigranten wuchs er in einer Atmosphäre auf, die geprägt war von Anpassung, Duldung und Rechtseinschränkungen sowie einer latenten Angst, aus der Schweiz wieder ausgewiesen zu werden. Sein Vater war als Saisonnier mit einer Arbeitserlaubnis in die Schweiz gezogen und als seine Frau mit Marcos älterer Schwester, der Erstgeborenen, später nachzog, war sie gezwungen, diese in eine Pflegefamilie zu geben. Laut damaligem Gesetz durfte seine Mutter nämlich nur in der Schweiz bleiben, wenn sie ebenfalls einer Erwerbstätigkeit nachging. Jahre später, als Marco zur Welt kam, hatten seine Eltern auf Grund der Jahresbewilligung bereits einen besseren Status, obschon sie den Rechten Schweizer Staatsbürger noch immer nicht gleichgestellt waren. All das hatte sich in Marcos Biografie tief eingeprägt, auch wenn er sie mehr als ein Gefühl wahrnahm, denn als konkrete Erlebniserinnerung.

Trauer, Schmerz und Wut wechselten sich ab und Marco wurde in dieser Stunde bewusst, wie der Neid gegenüber seiner Frau einen tiefen Zusammenhang mit den Privilegien, die sie als geborene Schweizerin – verglichen mit seiner Ausgangsposition – von Haus aus bekommen hatte. Er verstand auch, warum er Eifersucht und Groll gegenüber seinen Vorgesetzten hegte. Wütend und enttäuscht war er auch über sich selbst. Statt seine klaren Stärken auf den Tisch zu legen, verhielt er sich immer wieder zurückhaltend und vorsichtig, obschon es schon lange nicht mehr nötig gewesen wäre. Für seinen inneren Kritiker und die Gang ein gefundenes Fressen, die bei dieser Gelegenheit wieder zuschlagen konnten.

Die tiefen Gefühlserkenntnisse brachten die entscheidende Wende in der therapeutischen Arbeit und gaben die nötige Ausrichtung an. Für Marco war es entscheidend zu realisieren, dass er sich, trotz der Nachteile aus seiner Lebensgeschichte, ungeheure menschliche und fachliche Privilegien erarbeitet hatte. Diese galt es vorrangig und uneingeschränkt anzuerkennen und zu würdigen. Das hieß, sie als unermesslich wertvolle Errungenschaften und Ressourcen wahrzunehmen, die ihm immer zur Verfügung stehen werden und die viele Menschen in diesem Ausmaß nicht besitzen.

Das war ein starkes und authentisches Gegengewicht, das sein eingepflanztes Minderwertigkeitsgefühl und die beschädigte Familienwürde Stück für Stück ersetzte. Langsam begann sich die Kraft, die Marco daraus schöpfte, als neue, stärkende Grundhaltung in ihm zu etablieren. Für Marco ein zeitgemäßer, innerer Wandel, auf den er zurecht stolz zurückblicken konnte und der ihn in einem anderen Licht erstrahlen ließ. Neid und Eifersucht waren nur noch marginal, wie eine altes Echo spürbar, wie er mir später mitteilte. Er war in der Lage, sowohl die Privilegien anderer zu registrieren, ohne seine erarbeiteten Ressourcen zu verlassen und die eigene Würde zu verlieren.

Der therapeutische Konflikt in der Arbeitsausrichtung mit Vergangenheit oder Zukunft

Das Fallbeispiel zeigt, wie unterdrückte Körperreaktionen aus Demütigungen, Kränkungen und seelischem Schmerz, die eine Generation auf Grund ihrer jeweiligen Situation nicht oder nur ansatzweise auszudrücken vermag, auf die nächste Generation unbewusst übertragen kann. Daraus wird wiederum ersichtlich, dass vorgelebte Anpassungsstrukturen und Verhaltensmuster uns gleich mehrfach unbewusst beeinflussen und wie in Trance steuern können, unabhängig von Intelligenz, Fähigkeiten und modernem Zeitgeist [18].

Umso mehr erstaunt es mich, wenn Psychotherapeut:innen die Arbeit mit frühen Prägungen nicht nur als überholt, sondern auch als kontraproduktiv bewerten:

„Es gibt keine Realität außerhalb des Beobachteten. Wir sind heute keine Opfer der Vergangenheit, wir waren es vielleicht, aber heute sind wir es nicht mehr“[19].

Natürlich gibt es Beispiele, wo diese Aussage zutrifft, doch nur allzu oft wird sie meines Erachtens als Grundsatz herbeigezogen, um sich nicht der für beide Seiten (Klient:in/Therapeut:in) oft schwierigen Aufarbeitung unbewusster Vergangenheitsprägungen zu unterziehen.

So wie das Wissen um den Prägungseinfluss, dem wir ausgesetzt sind, von vielen Menschen als passende Ausrede benutzt wird, nach dem oft gehörten Ausspruch: „So bin ich eben“! Damit wird signalisiert, dass sie Opfer ihrer Natur sind und im Prinzip nichts verändern können. Die unantastbare Natur des Individuums, so zu sein wie es ist, wird als Schutzschild benutzt und damit jede berechtigte Auseinandersetzung Schachmatt gesetzt.

Ich selbst bin in meiner psychotherapeutischen Grundausbildung ebenfalls mit einer prozessorientierten Philosophie groß geworden. Der Zusammenhang von Gegenwart und Vergangenheit (und somit unweigerlich der Kindheit und Adoleszenz) stand nicht im Vordergrund, sondern vielmehr das Prozessgeschehen, das sich in der Arbeit vor uns entfaltete. Es sollte alles beinhalten, was für eine therapeutische Arbeit nötig war: Vergangenheit, Gegenwart und Zukunft. Es wurde damals sogar als therapeutischer Kunstfehler gewertet, wenn ohne eindeutige Hinweise in der Kindheit exploriert wurde, statt den Signalen des gegenwärtigen Prozessablaufes zu folgen. Nach mehr als dreißig Jahren Arbeit und praktischer Forschung auf diesem Gebiet musste ich allerdings grundlegend feststellen, dass der Einfluss der Prägungsmuster, Denkschablonen, Werte und Hierarchien und vor allem der damit psychosomatischen und körpersensorischen Zusammenhänge stark unterschätzt wird. Damit will ich nicht etwa den Eindruck erwecken, dass ein ständiges Graben in der Vergangenheit das einzig Wahre sei. Nein, es braucht die Ausrichtung sowohl auf die Gegenwart wie auch die Zukunft und wir müssen auch achtgeben, alte Systeme und Schablonen nicht zu einem sich wiederholenden Mantra werden zu lassen. Deshalb ist es so entscheidend, genau zu differenzieren, ob es nötig ist, alte Muster aufzuarbeiten oder nicht.

II. Die fünf Verbündeten der Schattenseite unseres Verstandes – „Die Gang"

Damit die dominante Rolle unseres rational ausgerichteten Verstandes mit seinen Abteilungen der Logik, Interpretation, Analyse usw. im Alltag gefestigt bleibt, benötigt er mächtige Strukturen. Diese Aufgabe wird von den fünf Verbündeten unseres Denkens – der Rationalität, Logik und Argumentation – übernommen. Sie stehen bedingungslos und durchgängig im Dienst unserer hierarchisch organisierten Ordnungsstrukturen und stabilisieren Einfluss, Macht und Kontrolle des Systems. Als fünf psychische Differenzierungs- und Erkenntniswerkzeuge unterstützen sie unsere Gedankenmuster:

- *Kritik*
- *Zweifel*
- *Perfektion*
- *Immer in Abgleich und Bezug zu Vergangenheit und Zukunft*
- *Kontrolle und Sicherheit*

Das Bewundernswerte an Verstand und Rationalität ist daher ihre schier unerschöpfliche Bandbreite an Denk- und Ausdrucksmöglichkeiten, mit ihren bewusstseinsbildenden Fähigkeiten, die einzigartig sind und die uns zu den selbständig denkenden und handelnden Menschen haben werden lassen. Es gibt jedoch auch hierzu, wie überall im Leben, eine Schatten- bzw. Kehrseite:

Dieselben Werkzeuge, die uns der Reflexion und Differenzierung dienen, mutieren blitzschnell zu einem unbarmherzigen und aggressiven Machtkomplex, der die innere Grundidentität sofort verteidigt, wenn etwas auftaucht, was ihre Stabilität zu bedrohen vermag. Deshalb Ihr Übername „Die Gang"[20].

Die meisten von uns kennen solche Zustände, wenn zum Beispiel nach einer Auseinandersetzung plötzlich Selbstkritik, zusammen mit Selbstzweifeln, Versagens- und Schuldgefühlen, Angst und Scham über uns hereinbrechen. Von außen können solche Vorgänge meistens noch viel besser wahrgenommen werden. Wenn wir uns nur ein paar Beispiele der vorgegebenen Rahmenbedingungen und äußeren Gegebenheiten betrachten, dann wird ersichtlich, wie deren erschlagende Bandbreite voll in die Hände der „Gang“ spielt:

- Allgemeiner Bildungswettbewerb, deren zunehmende Ökonomisierung, Globalisierungs- und Qualifikationssteigerung
- Akademisierung und Aufblähung von Lehrberufen (Berufslehren)
- Wachstumsbesessenheit mit der Ideologie des Leistungsprinzips (Meritokratie)
- Arbeitsmarktkonkurrenz mit erwarteter Durchsetzungsmentalität auf Grund von sogenannten „Marktgesetzen“, die soziale Ungerechtigkeit auf Kosten gering qualifizierter „Verlierer“ erzeugen.

Wie wir nur allzu gut wissen, geht ein Gewöhnungseffekt in Unbewusstheit über und so werden manipulative Beeinflussungen durch permanente Gehirnwäsche zu realen Gegebenheiten verwandelt, denen wir uns kaum mehr entziehen können.

Die energetische Struktur der Gedanken und Formen (Maja Bandelier (MB)

Maja Bandelier (MB), Expertin für energetische Arbeit, die den Fachbeitrag in Kapitel 9 beisteuert, erläutert die Struktur unserer Gedankenmuster aus energetischer Sicht. Ihre außergewöhnliche Wahrnehmungsfähigkeit und jahrzehntelange Erfahrung geben einen Einblick in die energetische Grundstruktur der Gedanken und tragen dazu bei, die Ablaufmechanismen und Zusammenhänge besser nachvollziehen zu können:

MB: „*Unser Denken besitzt eine energetische Grundstruktur, die gitterförmig ist. Gedanken haben eine lineare Schwingungsausrichtung, im Gegensatz zu Emotionen, die kreisförmig sind. Gedanken kreieren Formen, die sich in geometrischen Mustern aller erdenkbaren Variationen manifestieren. Wenn wir denken, werden dadurch automatisch bereits gebildete Formen dazu aktiviert, die uns im selben Gedankenmuster halten. Gedankenformen existieren wie Clouds im Computerbereich, die sich immer mit denselben Inhalten, Worten und Formen präsentieren. Damit geben wir ihnen ständig Bestätigung, Energie und Macht. Von außen betrachtet sind diese funktionalen Gedankenformen langweilig und nicht inspirierend, weil sie die Dynamiken und Informationsmuster wiederholen und weiter fixieren.*

Reine Funktionalität hat zwar technische Vorteile, kreiert aber keine Lebensqualität, die nährend und erfüllend ist. Mit der Zeit entwickeln wir uns zu gehetzten und abgekämpften Menschen, weil der Stresslevel und das permanente Funktionieren zur Normalität geworden sind. Unzufriedenheit und Frustration benötigen dadurch wieder eine Kompensation und so dreht sich das Hamsterrad unaufhörlich weiter. Der weit verbreitete Glaube, aus diesen fixierten Denkmustern über die unendlichen Möglichkeiten des Internet aussteigen zu können, ist eine Illusion. Im digitalen Kosmos befinden wir uns immer innerhalb der Gitterstruktur und seinen Gedankenformen. Das ist absolut nicht dasselbe, wie eine Vernetzung zwischen zwei oder mehreren Menschen, die sich physisch begegnen. Der digitale Kosmos ist für viele zu einem Lebensinhalt geworden, von dem sie meinen, Unterstützung, Hilfe, Lebenssinn usw. zu bekommen. Damit sind wir drauf und dran, unsere Lebendigkeit wegzurationalisieren. Es ist wichtig zu realisieren, dass unsere fixen Denkformen aus ihrer linearen Struktur und Logik heraus für statische Vorstellungen geeignet sind, jedoch nicht für unsere wechselnden und lebendigen Schwingungsfelder. Das schmälert nicht ihre Bedeutung in der realen Welt, zeigt aber ihre Grenzen in zwischenmenschlichen Beziehungen auf.

Gedanken beherbergen einen wichtigen Aspekt, der uns im Umgang damit sehr dienlich sein kann, weil sie wie Kompassnadeln funktionieren. Sie zeigen immer an, in welchem Feld wir uns befinden. Statt uns nun auf den vordergründigen Inhalt zu konzentrieren, hilft uns diese Kompassnadel, das dahinterliegende Feld zu erkennen, in dem wir uns gerade bewegen. Die auf den Gedankeninhalt gebundene Aufmerksamkeit blendet das dahinterliegende Feld üblicherweise aus.

Ebenso wichtig ist zu wissen, dass beim Versuch, aus diesen Gedankenkreisläufen auszusteigen, sofort unsere Gewohnheiten, Reflexe und Kompensationsmechanismen auftauchen werden. Das geht so schnell, dass wir uns zu Beginn dieser Versuche erst im Nachhinein deren bewusst werden und sie korrigieren können. Was aber eine gute Möglichkeit bietet, um diese Abläufe zu stoppen, ist, sich der Körpergegenwart und ihrer Kraft zuzuwenden.

Rationalität und Logik beinhalten auch machtvolle Schattenaspekte [s. oben unter II. „Die Gang“], die sich auf Dauer verheerend auswirken und entwicklungshemmend sind. Leider sind wir gewohnt, die Schläge und Entwertungen beispielsweise unseres inneren Kritikers auszubalancieren. Deswegen nehmen wir ihn nicht mehr so ernst und verharmlosen ihn. Wenn das Schwert des

Kritikers aber niederprescht, gleicht es energetisch einer inneren Vernichtung, selbst wenn wir aus Gewohnheit darüber hinweggehen"[21].

III. The Big Five (EGESA)

Die dritte Säule betrifft die bereits im Kapitel 2 beschriebenen fünf körpersensorischen Bereiche der *Empfindungen, Stimmungen/Atmosphären, Gefühle, Emotionen zusammen mit unterschiedlich kompensierenden Aggressionsformen.* Die „Big Five" dominieren hintergründig nahezu immer die Kommunikation, egal ob in Privat-, Liebes- oder Arbeitsbeziehungen, und bleiben mehrheitlich dem Alltagsbewusstsein verborgen. In wirtschaftlichen und politischen Entscheidungsbereichen werden sie in der Regel als Störfaktor der Sachlichkeit betrachtet, solange sie nicht mit den vordergründigen Verstandesabläufen und Absichten übereinstimmen (s. Kapitel 6). In gesellschaftlichen bzw. psychosozialen Kreisen nehmen sie gegenüber der dominierenden Rationalität eine untergeordnete Rolle ein. Lineares logisches Denken kann wie beschrieben mit nichtlinearer Körpersensorik nichts anfangen und versucht sie zu verdrängen und zu kontrollieren[22].

Das No-Go in der Öffentlichkeit

Negative Auswirkungen der rationalen Wertedominanz in der Gesellschaft lassen sich beispielsweise an öffentlich geführten Diskussionsrunden, gesellschaftspolitischen Sendungen und Auseinandersetzungen leicht ablesen. Da geht es mehrheitlich darum, wer Recht hat und die eloquentesten Wortgefechte liefert. Es wird einseitig argumentiert, polarisiert und mit Unterstellungen, Vorwürfen und mit harscher Kritik attackiert. Es geht nicht darum, aus einem Diskurs mit unterschiedlichen Meinungen und Ansichten, selbst wenn sie sich diametral gegenüberstehen, neue Einsichten und Möglichkeiten zu gewinnen. Oder, wie in der Dialektik, „miteinander eine Synthese für ein erweitertes Problembewusstsein zu kreieren", das zu anderen Lösungen führt. *Und, worum es schon gar nicht geht, ist die wahre Befindlichkeit der Anwesenden aus Politik, Journalismus und bestimmten Fachbereichen.* Abgesehen von einigen unvorhergesehenen Ausnahmen oder dem Überzeugungseffekt dienlichen, eingesetzten Emotionen. Es geht sonst ***nie*** darum, wie sich die Personen wirklich fühlen, was sie innerhalb dieser Wortgefechte, Polarisationen und knallharten Unterstellungen oder gar Beleidigungen tatsächlich empfinden. Und dies, obwohl es offensichtlich und leicht nachvollziehbar ist, wie viel an nicht ausgedrückten Kränkungen, Emotionen, Gefühlen, Angst, Panik, Wut, Hass, Scham und Verzweiflung weggepackt werden. Und mit welchen

Energieaufwand – heißt im Klartext: Lebensenergie – solche Vorgänge verbunden sind. Trotz dieser enormen inneren Belastungen versuchen alle Anwesenden soweit wie möglich ihr Gesicht zu wahren, sich keine emotionale Blöße zu geben und vor allem weder Fehler noch Versäumnisse zuzugeben. Die Angst vor einer öffentlichen Bloßstellung, einem brutalen Shit-Storm in den sozialen Medien und dem daraus erwachsenden Integritäts- und Werteverlust ist zu groß. Ganz zu schweigen von der Selbstabwertung und den Schamgefühlen. Die allgemeine Geringschätzung von Gefühlen und Emotionen, hinterlässt bei vielen Menschen, die ihre Gefühle und Emotionen trotzdem öffentlich preisgegeben und dafür Kritik und Häme kassiert haben, sehr oft eine herbe Enttäuschung. Und zwar nicht in erster Linie über den gemeinen Umgang der anderen, sondern über sich selbst. Denn durch diese von außen an die gewagte Ehrlichkeit entgegengeschleuderte Abwertung wird die einstige Stärke und Integrität in „peinlichen Gefühlskram" umgemünzt, den man am liebsten ungeschehen machen möchte. Wie beschrieben, zeigen solche unausgesprochenen Verhaltensregeln das innere Dilemma auf, in dem sich die meisten Teilnehmenden befinden.

Coolness, Resilienz und immer die Fassung bewahren, auf Kosten der emotionalen Intelligenz

Ironie dabei ist, dass denjenigen, die ruhig und sachlich bleiben und scheinbar ihre Emotionen und Körperreaktionen voll im Griff haben, eine bewundernswerte Coolness und psychische Widerstands- und Bewältigungsfähigkeit (Resilienz) attestiert wird. Sie werden zum Vorbild stilisiert, wie wir uns in der Öffentlichkeit und Gesellschaft präsentieren sollen. Sie navigieren sich perfekt durch alle Untiefen der wirtschaftlichen Leistungsanforderungen oder öffentlichen Auseinandersetzungen und – gesellschaftlich am wichtigsten! – *verlieren nie die Fassung, trotz starkem Gegenwind.* Die psychosomatischen Folgen von Kompensationsmechanismen langzeitig unterdrückter Emotionen sind längst bekannt, werden aber bis heute tunlichst klein gehalten, obwohl sie großen Schaden anrichten: Angefangen bei Beziehungsstörungen, Schlaf- und Konzentrationsproblemen, über innere Sinnleere, Burnout, Depressionen, Alkohol, Drogen, bis hin zu Erkrankungen des Herz-Kreislaufsystem und anderer Organe.

Die Unterdrückung der gesamten Körpersensorik gegenüber mächtigen Denkabläufen und Überzeugungen haben ein völlig unterschätztes kollektives Ausmaß angenommen. Das Verheerende daran ist, dass kein körpersensorisches und intuitives Korrektiv mehr zum Denkapparat und der linearen Logik gebildet wird. Im Gegenteil, die körpersensorischen- und Aggressionsbereiche werden von den fixierten Vorstellungen und Denkmustern manipulativ aktiviert, damit sie als Wirkverstärker in ihrem Dienst agieren und ihre „Wahrheit" untermauern. Kein Wunder, dass landauf landab vor diesen Bauchgefühlen gewarnt wird, geben sie doch den Ton an, mit dem sich dominante Ansichten und Meinungen durchsetzen wollen. Wenn wir stattdessen beginnen, die Bereiche der Big Five bewusster zu unterscheiden, merken wir sehr schnell die vielen Halbwahrheiten, die über Bauchgefühle verbreitet werden. Der Differenzierungsverlust repräsentiert zusätzlich einen Verlust an menschlicher Kultur und Entwicklung, durch das Fehlen eines adäquat empfindenden Bewusstseins. Hätte sich – als Gedankenexperiment – diese Undifferenziertheit umgekehrt auf der Vernunftebene entwickelt, würde die Wissenschaft immer noch davon ausgehen, dass die Erde eine Scheibe ist und Frauen weniger Geist besitzen als Männer. In ihrer Funktion als Schattenseite des Verstandes hemmt und blockiert die Gang unsere Entwicklung maßgebend, indem sie auf unangemessene und destruktive Art und Weise sich permanent gegen uns selbst richtet.

Ein paar Kennzeichen der fünf Verbündeten („Die Gang") des mentalen Schattens

- Die Gang ist immer anwesend, meistens versteckt hinter Ereignissen, Erfahrungen und Problemen.
- Als trickreiche Verkleidungskünstler schlüpfen die fünf Verbündeten unbemerkt in die Rolle der Selbstreflexion oder äußern sich sogar durch die Position des eigentlich neutralen spirituellen Beobachters.
- Ihre Funktionen (Rollen) werden nüchtern ausgeführt; je nach Bedarf wechseln sie dafür blitzschnell die Seiten, sind weder loyal noch solidarisch, außer zu ihrer Funktion selbst.
- Sie selbst besitzen zwar keine Gefühle, Emotionen oder Empathie, dafür werden EGESA und Aggressionsformen als Gefühlsunterbau vereinnahmt, um ihre Aufgabe zu untermauern und ihr Ziel zu erreichen.

Laut Joachim Bauer können Nervenzell-Netzwerke und Neurotransmitter selbst nicht fühlen, sie stellen nur die materielle Grundlage zur Verfügung[23]. Damit wird verständlich, dass unser alles interpretierende Verstand, also die Denkvorgänge selbst, kein Mitgefühl besitzen, sondern dieses nur von der Körpersensorik aktiviert wird.

Die hoch spezialisierte, aber einseitige Funktionsnatur unseres Denkapparates

Verstand, Logik und was oft als Vernunft bezeichnet wird, können mit Empfindungen, Stimmungen, Atmosphären, Gefühlen und Emotionen (The Big Five) von Haus aus nichts anfangen. Sie liegen nicht in der Natur ihrer Funktion und Ausrichtung. Vor allem haben sie Mühe mit starken Affekten, die noch dazu im Kontrast zu den Reaktionen des rationalen Verstandes stehen. Zwar lösen sie bei jeder Aktion ständig Empfindungen, Gefühle etc. aus, diese dienen jedoch nur der Untermauerung Ihrer Wertung und Aussage. Der Verstand registriert zwar die Kraft, die sie transportieren, ihre wellenförmige Energieschwingung ist jedoch dem linear ausgerichteten Denken suspekt. Hinzu kommt, dass Gedanken keine Empathie, kein Mitgefühl besitzen. Für den Verstand sind Emotionen oft unlogisch, chaotisch, sich widersprechend und unkontrollierbar, wenn sie sich steigern. Ohne sie würde vom Standpunkt des Denkens aus betrachtet, die Kontrolle und die Steuerung des Alltags viel besser gelingen. Je stärker die Big Five auftreten, desto hektischer sucht unsere Vernunft nach Lösungen, anstatt sich den Emotionen zuzuwenden. Wie so oft sind die Lösungen unerfüllbar oder von den gegebenen Umständen her nicht möglich oder drehen sich ausweglos im Kreise. Daraufhin werten Denken und Logik den ganzen Menschen ab und der Teufelskreis einer Spirale nach unten nimmt zu:

- Was der Verstand keineswegs realisiert, ist die ungeheure Menge an Lebensenergie, die ihm Emotionen, überhaupt die Big Five, zur Verfügung stellen. Sie bieten – nebst den menschlichen Grundbedürfnissen (Essen, Trinken, ein Dach über dem Kopf usw.) – sowohl Basis und Motivation, die unseren Verstand antreibt und ihm erst ermöglicht, seine Vorstellungen umzusetzen.
- Wir alle wissen, dass, wenn es uns gut geht und wir uns wohl in unserer Haut fühlen, wir eins mit unserem Denken sind. Wir denken und meinen nicht, dass „Es" denkt. Wir meinen, ganz grundsätzlich die Kontrolle zu haben. Wenn sich Gedanken ständig wiederholen oder sich Entscheidungsmöglichkeiten im Kreise drehen, so werden wir unruhig und sind darüber genervt, fallen aber deswegen nicht in panikartige Aktionen. Außerdem sind wir auch in der Lage, unsere EGESA in den Hintergrund unserer Aufmerksamkeit zu schieben. Jedoch nur, solange wir uns körperlich und stimmungsmäßig wohlfühlen und uns nicht schwierige Lebensherausforderungen oder Beziehungsprobleme in Beschlag nehmen. Geschehen Letztere und werden automatisch starke EGESA aktiviert, suchen wir verzweifelt

nach Lösungen. Finden wir keine, ist es praktisch nicht möglich, das Gedankenkreisen und die Lösungssuche zu stoppen. Außer mit künstlichen Hilfsmitteln wie Medikamente, Drogen, Leistungssport, Atemübungen oder extremen Arbeitsdruck, die unsere Gedanken für kurze Zeit überlagern. Gedankenkarusselle lassen sich mit Willen allein nicht stoppen, weil die machtvollen EGESA und Aggressionsformen – die der Verstand selbst aktiviert hat – unserem Denken permanent Energie liefern, damit das oft sinnlose Kreisen um Vorstellungen und Lösungen weiterhin dominant bleibt. Also können wir unsere Gedanken weder kontrollieren, noch wissen wir, wie wir mit den heftigen EGESA im Schlepptau umgehen sollen. Genau an diesem Punkt entsteht der Eindruck, dass Denken und Gefühle unabhängig von unserem Willen ein eigenes Leben führen und keine Rücksicht auf unser Gesamtempfinden nehmen. Deshalb werden diese Zustände in unterschiedlichsten psychotherapeutischen Schulen als Persönlichkeitsanteile, Teilpersönlichkeiten oder Ego States bezeichnet. So als ob in solchen Situationen unsere Rationalität, unser Denken wie eine zweite Persönlichkeit in uns wäre.

Daher bleiben jene Fragen offen, die gleichsam Verstand, Herz und Körper betreffen:

- Wenn die körpersensorischen Bereiche das notwendige Regulativ für Herz und Verstand sein sollen, wer oder was entscheidet am Ende, wenn es um Bewusstsein, Antworten und richtungweisende Lösungen geht?
- Wie werden Entscheidungen gefällt und praktisch umgesetzt?
- Bietet unsere Körpersensorik zusätzlich eine Qualität, die das Gesamte mit einbezieht und sich nicht in Details, Logik oder Grundwerten verliert?

Diese alles entscheidende Qualität bietet unser *empfindendes Bewusstsein* und hat damit automatisch einen entscheidenden Einfluss auf die Beantwortung der gestellten Fragen.

Kapitel 6

Das empfindende Bewusstsein – reguliert Denken und Spaltung

Jeder menschliche Vorgang aktiviert automatisch Bauchgefühle und ebenso ihre Gegenreaktionen

Sowohl unser Verstand als auch unser Herz aktivieren bei jeder Äußerung, jeder Reaktion, jedem Impuls, den sie vermitteln, automatisch wenigstens ***eine*** Körperreaktion. Das kann eine kleine Stimmung, ein Gefühl, eine Emotion oder zumindest eine aktivierte Empfindung sein – oft sind es zwei oder mehrere. Weder können sich unsere Big Five (s. Kapitel 2: EGESA) gegen die Vereinnahmung von Verstand und Herz sträuben, noch vermögen Verstand und Herz, ohne sie in Erscheinung zu treten. Denkprozesse existieren nicht ohne Vorstellungen oder Bilder, die automatisch Körperreaktionen aktivieren, genauso wie Herz und Liebe nicht in der Lage sind, sich ohne Gefühle zu manifestieren. Dieser Mechanismus läuft wie ein Programm ab und alles automatisierte ist uns im Moment des Geschehens nicht bewusst. Dieser Automatismus ist für unsere Handlungsfähigkeit entscheidend, damit wir die an uns gestellten Anforderungen und lebensnotwendigen Aufgaben im Lebensalltag auch noch verantwortungsvoll erfüllen können. Solange also unsere EGESA automatisch aktiviert werden, stehen sie als wichtiger Gefühlsunterbau im Dienste unseres Denkens. Der Gefühlsunterbau ist eine tragende Säule, die uns im Leben die spürende Überzeugung verleiht, unserem Verstand, Denken und Erfahrungsmustern zu vertrauen und seinen Handlungsimpulsen zu folgen. Der Begriff Gefühlsunterbau ist stellvertretend für alle EGESA und Aggressionsformen, die in unterschiedlichen Zusammensetzungen den jeweiligen Denk- und Handlungsprozessen unterliegen und maßgebend mittragen. Unabhängig davon, ob sie auf die jeweilige Situation bezogen, richtig oder falsch sind.

Denkmuster kontrollieren und unterwerfen Gegenreaktionen

Solange keine körpersensorischen Gegenreaktionen auftreten, ist die gesamte innere und sich nach außen zeigende Kommunikation kongruent. Das bedeutet, dass digitale und analoge (nonverbale) Kommunikation übereinstimmt und damit der Inhalt/die Botschaft authentisch an den Empfänger kommuniziert wird. Die kongruente Kommunikation ist nicht unabhängig davon, ob wir den äußeren Gesamtumständen und Erwartungen angepasst sind oder nicht.

Treten zu dem tragenden Gefühlsunterbau jedoch innere Gegenreaktionen auf, die ebenfalls aus den körpersensorischen Bereichen (EGESA und Aggressionsformen) stammen, kommt es zu einer Polarisation zwischen dem Verstand, seinem unterstützenden Gefühlsunterbau und den Gegenreaktionen. Nachdem Verstand und Gefühlsunterbau in den meisten Fällen dominanter sind als unsere körpersensorischen Gegenreaktionen, werden diese Gegenreaktionen, solange sie nicht wesentlich sind, schnell in den Hintergrund verdrängt oder abgespalten. Sind sie jedoch stärker und beharrlicher, kommt es zu einem inneren Konflikt, der uns in ein tiefes Entscheidungsdilemma führen kann. Der Verstand kann dann auf Logik, Vernunft und seine Verbündeten (Die Gang) zurückgreifen und hat damit mächtige Überzeugungswerkzeuge gegenüber den Gegenreaktionen, die wie der Gefühlsunterbau aus denselben körpersensorischen Bereichen stammen. Sie nehmen nur eine konträre Position ein und erscheinen ebenfalls als Empfindung, Gefühl, Emotion oder Stimmung. Der Nachteil dabei ist, dass die EGESA für unser Denken keine erklärende Logik nach 1., 2., 3. usw. aufweisen können und somit gegenüber der Rationalität wenig überzeugende Aussagekraft besitzen. Außerdem können sie unserer Ratio nicht erklären, warum sie in Opposition zu dem Gefühlsunterbau auftreten und wie sie im Einklang mit der Gesamtsituation stehen. Damit haben sie auf einer Verstandesebene schlechte Karten und werden von Verstand, Logik und den inneren hierarchischen Ordnungsmustern dominiert, wodurch der tragende Gefühlsunterbau gleichzeitig mitverstärkt wird. Körpersensorische Gegenreaktionen können – bezogen auf die Gegenwartssituation – ebenso falsch liegen, weil auch sie aus alten Erfahrungen stammen können, selbst wenn diese gegenteilig waren zum Gefühlsunterbau. Beides kann jetzt nicht angemessen und ebenso auch falsch sein. Die Unterscheidung zwischen Gefühlsunterbau (stellvertretend für den dominanten Verstand) und den körpersensorischen Gegenreaktionen kann deshalb nur über das **empfindende Bewusstsein** vollzogen werden. Es kommt aus der tiefen Körpersensorik und geht gleichzeitig weit über sie hinaus, indem es den Gesamtkontext empfindend miteinbezieht. Andere sinnvolle Begriffe dafür wären Körperintelligenz oder Körperweisheit.

Nachdem praktisch niemand von uns dies gelehrt bekommen hat und leider auch die Psychologie diesen wichtigen Unterscheidungen kaum Beachtung schenkt, werden alle körpersensorischen Gegenreaktionen, besonders wenn sie kollektiv nicht im Einklang mit den Konventionen stehen, als unbrauchbar in den Eintopf der undifferenzierten Bauchgefühle geworfen. Sie werden als ein schlechter Ersatz gewertet, gegenüber unseren hochwertigen Unterscheidungskompetenzen wie Klugheit, Vernunft, affektiven Reife, Gelassenheit und Achtsamkeit. Dabei wird übersehen, dass auch sie starke Werte und Überzeugungen transportieren und ebenso von den EGESA als Gefühlsunterbau getragen sind. Verstand, Vernunft und Logik gelten als die Krone der Schöpfung und in dieser Vormachtstellung erklären sie uns idealerweise, wie wir leben sollten und geben uns (theoretische) Antworten zum Umgang mit der Wirklichkeit. Ideale sind im Rahmen dieses Buchthemas in sich geschlossene und soziale Gesellschaftsutopien, die auf Grund ihres idealisierten Wahrheitsanspruchs fixiert und unflexibel werden und an der Wirklichkeit oft scheitern. Letzteres erfordert je nach gegebener Situation und gesellschaftlich-kulturellen Fakten flexible Reaktions- und Handlungsweisen, die ein fixiertes Ideal nur teilweise bieten kann. Es gibt auf allen Ebenen Beispiele, die wir sowohl im Einzelnen als auch auf der kollektiven Ebene täglich erleben. Bereits wenn wir aktuelle Nachrichten hören und uns ein wenig in der Welt umsehen, fliegen uns diese propagierten Ideale, die an der Wirklichkeit scheitern, nur so um die Ohren. Spätestens hier stellt sich die Frage, was wir angesichts der unterschiedlichen Positionen unserer EGESA (Gefühlsunterbau und Gegenreaktionen), die jedoch alle aus denselben körpersensorischen Bereichen stammen, im Alltag damit anfangen sollen.

Erkennen und Unterscheiden der körpersensorischen Spaltung

In dem Moment, wo wir aber innehalten und unsere aktivierten EGESA bewusst wahrnehmen und sie in Bezug zum Kontext der Situation stellen, werden wir:

- *erkennen, dass vor allem jene Empfindungen und Stimmungen, Gefühle oder Emotionen aktiviert sind, die im Einklang mit dem Denken oder der Liebesausrichtung des Herzens stehen und diese betonen;*
- *außerdem realisieren, dass alle anderen EGESA, die als Gegenreaktion nicht im Einklang mit Denken und der Liebesausrichtung stehen, nur dann wahrnehmbar sind, wenn wir uns bewusst auf den Körper konzentrieren;*
- *mit der Zeit ein immer schnelleres Bewusstsein erlangen, das uns, ohne nachzudenken, signalisiert, ob die vordergründig aktivierten EGESA dem Problem dienen oder nur noch Öl ins Feuer der fixen Vorstellungen, Ideale und Gedankenschablonen gießen;*
- *durch die vertiefte Körperempfindung über das empfindende Bewusstsein verfügen, das uns eine feine, aber klare Ausrichtung vermittelt, um unterscheiden und entscheiden zu können, ohne darüber analytisch nachdenken zu müssen (s. unten: Das empfindende Bewusstsein).*

Dabei ist etwas Entscheidendes zu beachten: Sollten die aktivierten EGESA und Aggressionsformen das Problem eher noch verschärfen oder eine gute Lösung verunmöglichen, so ist es wichtig, nicht ***ihnen*** von vornherein die Schuld in die Schuhe zu schieben. Warum? Weil der Glaube, dass starke Gefühle und Emotionen zur Problem- und Konfliktlösung unbrauchbar sind und das sachliche Denken lähmen, bei den meisten Menschen fest verankert, ja sozusagen eine unumstößliche Tatsache ist. Vor allem als Beobachter von Vorgängen, in denen Affekte mit hoher Erregung im Spiel sind, meinen wir gleich zu wissen, was Sache ist und warum dies oder jenes zu keiner guten Lösung kommen kann. Untersuchen wir aber die Vorgänge etwas genauer, zeigt sich zum größten Teil, dass diese „hinderlichen EGESA" nur die vereinnahmten Wasserträger für den Verstand oder das Herz sind, um alles nach deren Überzeugung oder Ausrichtung zu unterstreichen. Natürlich gibt es Affekte, die ungebremst und unkontrolliert durchbrechen und auf verschiedenen Ebenen Leid und Schmerz verursachen können. Selbst in diesen Fällen aber können wir entdecken, dass diese zwar plötzlich und inadäquat auftauchen, es sich aber dennoch nicht nur um willkürliche Ausbrüche handelt. Oft sind es lang unterdrückte und abgespaltene Körperreaktionen, die alten Verletzungen, Kränkungen und Ungerechtigkeiten geschuldet sind.

Das empfindende Bewusstsein – die entscheidende Qualität für das Ganze

Diese Qualität ist realitätsbezogener und integrativer als Selbstkonzepte: In psychologischen Kreisen und darüber hinaus wird oft auch vom „höheren Selbst", „Kernselbst", „höheren Bewusstsein", „inneren, neutralen Beobachter" usw. gesprochen. Diese Begriffe sind in ein Selbstbild bzw. Selbstmodell integriert, das ein Wissen über sich selbst und die persönlichen Eigenschaften, Fähigkeiten, Vorlieben und Gefühle und über sein Verhalten in Bezug zur Umwelt (Systemzustand) meint. Das assoziiert eine Betrachtungsweise der Situation wie von oben, die uns einen größeren Überblick und Weitblick verschafft. Wie die Begriffe bereits darstellen, soll durch ihre übergeordnete Perspektive die Gesamtsituation und deren Auswirkungen auf die Zukunft erfasst werden, um nicht in gewissen Details und getriggerten Zuständen fixiert und hängen zu bleiben. Der Nachteil daran ist, dass wir durch diese „Distanz" den Zugang zu uns als einzigartiges Individuum teilweise verlieren. Außerdem sind die damit verbundenen Vorstellungen auf den Sehsinn bezogen, wie die Begriffe dazu auch suggerieren – Überblick, (Vogel-) Perspektive und Selbstbetrachtung. Der erweiterte Blick betrifft in erster Linie ein sehendes Erkennen, das viel stärker mit Gedanken verbunden ist als mit einer Körperempfindung.

Etwas bleibt damit auf der Strecke und das ist unser ***empfindendes Bewusstsein*** als die entscheidende Instanz im Selbstbezug. Das empfindende Bewusstsein ist nicht nur das Zünglein an der Waage, sondern vereint auch immer das Gesamte innerhalb des Bewusstseinsbereichs, ohne sich in Details oder Prioritäten zu verlieren! Es schließt alle Bereiche und Ebenen mit ein, nicht nur die Ebene der höheren Betrachtungsweise. Alle Sinne, körpersensorischen Bereiche und Zustände, sowie die situative Körperwahrnehmung (vgl. Kapitel 4: Situative Körperwahrnehmung und Körperintelligenz) sind immer mit Empfindungen unterlegt. Sie sind die Körperquellen für ein umfassenderes Bewusstsein, was folglich mehr als die Summe seiner Teile ist. Der springende Punkt dabei ist die ***unterlegte und mitschwingende Gesamtempfindung***, die eine klare Qualität mit sich führt, die keiner Interpretation und Erklärung bedarf. Damit von vorneherein keine Verwirrung entsteht, nachdem ich von zwei Bewusstseinszuständen spreche:

- Der eine Bewusstseinszustand – ***das Alltags- oder Tagesbewusstsein*** – folgt gänzlich unseren Erfahrungen, Prägungen, Mustern und schnellen Entscheidungen, ist für unsere Lebensbewältigung unerlässlich und sehr vieles läuft hier automatisch ab. Dieses Alltagsbewusstsein wird überwiegend von Verstand, Logik, Prägungs- und Erfahrungsmustern, rationalen Abläufen usw. beeinflusst und gesteuert. Selbstverständlich sind EGESA auch dabei, jedoch überwiegend im Dienst vorherrschenden Denkens und unserer Überzeugungen.

- Der andere Bewusstseinszustand – ***das empfindende Bewusstsein*** – wird, wie zuvor erläutert, eher verdrängt, ist meist vom Alltagsbewusstsein überlagert und steht in Verbindung mit der Ganzheit. Trotzdem stellen beide zusammen ein „Bewusstseins-Ganzes" dar. Wir besitzen gesamthaft nur ein Bewusstsein, es kommt nur darauf an, wie weit unsere Wahrnehmung darin geht und ob wir offen sind für Bewusstseinsbereiche, die nicht nur der begrenzten Rationalität und Logik folgen.

Empfindendes Bewusstsein durch vertieftes Spüren

Um ein Vertrauen in den Wert und der Qualität des empfindenden Bewusstseins zu bekommen, benötigen wir die Möglichkeit, jederzeit darauf zugreifen zu können. Nachdem viele von uns nicht gewohnt sind, die Körpersensorik bewusst wahrzunehmen, benötigt dies anfangs Zeit und Geduld, wie bei allem, was schnell und fast automatisch ablaufen soll. Das hat nichts mit der Empfindungsgeschwindigkeit zu tun – die im Übrigen um einiges schneller ist als unser Bewusstsein – sondern mit der Überlagerung von gedanklichen Interpretationen und Mustern. Wir müssen zuerst unsere Empfindungswahrnehmung von dieser gewohnten Gedankenflut befreien, bevor wir einen schnellen Zugang zu ihr herstellen können. Das bedeutet, dass wir uns auf ein vertieftes Spüren konzentrieren. **Vertieftes Spüren** bedeutet, sich auf das, was wir gerade körpersensorisch wahrnehmen (EGESA), solange zu konzentrieren, bis sich aus der vertieften Körperwahrnehmung eine Erkenntnis, ein Hinweis, ein Zusammenhang oder auch nur eine Qualität herausschält. Die große Herausforderung dabei ist für viele Menschen nicht das vertiefte Spüren selbst, sondern **nicht** dem Geschwätz des sofort interpretierenden Verstandes und seiner einteilenden Logik auf dem Leim zu gehen. Das erfordert ein gewisses Training, um sich nicht davon beirren zu lassen und dem vertieften Spüren, zusammen mit bewusster Atmung, etwas Raum und Zeit zu geben [24]. Das Ergebnis stellen wir danach den Umständen und momentanen Gegebenheiten gegenüber und spüren wieder körpersensorisch nach. Daraus ergibt sich eine untrügliche Empfindung, die gleichzeitig kein direkter Denkvorgang ist und trotzdem ein umfassendes Bewusstsein in sich trägt. Nur, dass unser empfindendes Bewusstsein, wie bereits erwähnt, sich meistens nicht in einer strukturellen und kausalen Erkenntnis präsentiert. Trotzdem fühlt sich die Empfindung wahr an, ohne dass wir einer weiteren Bestätigung bedürften.

Ähnlich einer Intuition, die oft eine einfach gefühlte Antwort beinhaltet, die, zu unserem Erstaunen, sich meist danach als sehr komplex herausstellt. Für unsere Vernunft ist diese Gesamtempfindung nicht befriedigend erklärbar. Ihre Qualität lässt sich von unserer Rationalität selten logisch erfassen, weil sie oft auf einen anderen Umstand, Hintergrund oder etwas Vorausblickendes hinweist, das der linear ausgerichteten Logik in dieser Form nicht möglich ist. Trotzdem trifft das empfindende Bewusstsein bei anstehenden Lösungen und Entscheidungen genau den Punkt, der dafür notwendig ist. Es transportiert eine untrügliche Sicherheit, die jedoch keinen Zwang bedeutet und räumt uns damit Entscheidungsfreiheit ein. Es hat auch nichts zu tun mit einem Abgehobensein von der Realität oder sich auf Illusionen fixieren.

Entscheidungen und Handlungen sind per se immer Einbahnstraßen. Alle schlagen eine Richtung ein, selbst wenn wir für Korrekturen offen sind und öfters die Richtung wechseln. In dem Moment, wo wir handeln, hat die Handlung eine kausale Linearität. Nur in einer bestimmten quantentechnisch ausgeklügelten Versuchsanordnung ist es möglich – wie es dem Nobelpreisträger Anton Zeilinger und seinem Team gelungen ist – eine Handlung so zu setzen, dass das Ergebnis unbeeinflusst von der Versuchsanordnung war. Jedoch versteht es sich von selbst, dass dies keinen gangbaren Weg im Alltag darstellt.

Wie können wir nun der „Richtigkeit" des empfindenden Bewusstseins vertrauen, ohne womöglich doch blindlings ins Messer zu laufen? Dazu haben sich mit der Zeit einige sehr hilfreiche Wahrnehmungswerkzeuge herauskristallisiert, die nicht neu sind. In dieser Kombination sind sie essenziell, um die aufgezeigte Verschiebung der Wahrnehmung vollziehen zu können:

- Einschaltung der Körperwahrnehmung
- Sie ist gekoppelt mit bewusster und vertiefter Ein- und Ausatmung
- Unterstützende Selbstberührung (Drücken, Reiben, Dehnen, Halten etc. – s. oben Abschnitt: Tast- und Berührungssinn)
- Das Verweilen im Gegenwartsbewusstsein[25]
- Das hilft uns bereits, den ständigen inneren Reden, Gedankenabläufen, Kommentaren und Vorstellungen nicht mehr zwanghaft zuhören zu müssen
- Konzentration auf die fünf körpersensorischen Bereiche [26]
- Dem vertieften Spüren dabei Raum und Zeit geben (nach einiger Zeit reichen 7–10 Sekunden, das sind 3 bewusste Atemzüge)[27]
- Die anfangs ständig hereinbrechenden Kommentare, Interpretationen und Schubladisierungen der Rationalität bewusst auf die Seite schieben
- Dem sich empfindenden Bewusstsein etwas Zeit geben, damit sich daraus eine Erkenntnis entfalten kann

- Das Ergebnis dem Gesamtkontext (Umstände, Problem, Entscheidung) gegenüberstellen und wieder nachspüren, bevor wir zu einer Schlussfolgerung und definitiven Entscheidung kommen

Oft sind Erkenntnisse, die daraus folgen, nicht spektakulär oder bestätigen nur das, was wir bereits wussten oder gespürt hatten. Umso besser, denn es geht hier um eine ganzheitliche Qualität, die uns helfen soll zu erkennen, ob wir auf dem richtigen Weg sind und welche Entscheidung für uns im Moment die beste ist. Unabhängig davon, ob es sich dabei um lebenswichtige Entscheidungen handelt oder nur darum, zwischen der Wahl eines ganzen Menüs oder einer Lauchcremesuppe mit Brot. Eine 100 % richtige oder wahre Entscheidung wird es nie geben. Es geht immer darum, dass eine Entscheidung auf Grund der Umstände die Bestmögliche im Moment ist.

Die Aufzählung der Wahrnehmungswerkzeuge in geschriebener Form liest sich vielleicht kompliziert und umständlich, in ausgeführter Form ist die Abfolge einfach. Das zeigt wieder einmal mehr die Schwierigkeit, einfache körpersensorische Abläufe unserem Denken verständlich zu übersetzen. Ausschlaggebend ist, den Wahrnehmungsvorgang im Alltag zu wiederholen. Mit der Zeit benötigt er dafür nur noch des gewohnten Impulses, danach läuft die Körperwahrnehmung automatisch ab. Das empfindende Bewusstsein erleichtert uns nach einiger Zeit ungemein, schwierigen Problemen und Auseinandersetzungen zu stellen, ohne befürchten zu müssen, am Ende in einem ausweglosen und frustrierenden Gedankenkreisen zu landen.

Kapitel 7

Konstruktive Aggression

Die Sonderstellung

Wir schreiben Anfang 2023, drei Jahre nach der Pandemie, die gesellschaftliche und wirtschaftliche Spuren hinterlassen hat. Seit einem Jahr tobt ein mörderischer Krieg in der Ukraine, zehntausende Tote, ganze Regionen werden durch Bomben, Raketen und Panzerbeschuss praktisch dem Erdboden gleichgemacht. Brutalste Vergewaltigungen, Folter, Erschießungen von Zivilisten, Kindern und gefangenen Soldaten. Millionen von Menschen, die auf der Flucht sind und unendliches Leiden erfahren und derzeit kein unmittelbares Ende in Sicht. Aus den historischen Erfahrungen heraus ist zu befürchten, dass dieses Leid noch Spuren in den nächsten Generationen hinterlassen wird. All das, was in so grausamer Weise praktisch vor unserer Haustür geschieht, spielt sich in ähnlichen und kleineren Maßen in vielen Gebieten unserer Welt ab, verläuft in Form von Landvertreibungen wehrloser Minderheiten aus ideologischen, religiösen oder wirtschaftlichen Gründen oder brutaler Unterdrückung von Frauen und Andersdenkenden usw. Dahinter stehen überall Macht, hegemoniale und wirtschaftliche Vorherrschaft, Unterdrückung, Territorialansprüche, Religions- und Ideologiekriege, Profitgier und gnadenlose Ausbeutung von Menschen, Land und Rohstoffen – und Aggression, Aggression, Aggression!

Wie kann man da, wird sich der eine oder die andere fragen, noch ein Kapitel über konstruktive Aggression schreiben? Das mag angesichts dieser aufgezählten Fakten wie blanker Zynismus scheinen. *Und doch! Es lohnt sich auch hier, genauer hinzuschauen!*

Ressource und Lebenskraft in konstruktivem Aggressionspotential

Im Leistungssport zum Beispiel ist konstruktive Aggression (lat. agressio von aggredi: zugehen auf, heranschreiten, sich nähern, angreifen) eine unverzichtbare Qualität, um an der Spitze mithalten und die dafür erforderliche Leistung überhaupt aufbringen zu können. Ein Teil des Mentaltrainings fokussiert dabei auf die Kraft und Energie aus der Aggression, um sie konstruktiv und kontrolliert für die technisch und leistungsmäßig hohen Ansprüche einzusetzen. Damit können auch gezielt Stress, Angst und Zweifel bis zu einem gewissen Grad abgebaut sowie persönliche und körperliche Limits für kurze Zeit überschritten werden. Im Normalfall wäre dies unerreichbar.

Ähnliches geschieht bei besonderen Herausforderungen auf geistigen, sozialen, wirtschaftlichen und technischen Ebenen. Hier dient Aggression beispielsweise bei nachlassender Motivation und hoffnungslosen Lösungsversuchen als Motor und frischer Motivator für eine neue und kraftvolle Beharrlichkeit und Ausdauer, wo sich zuvor Frustration und Niedergeschlagenheit ausgebreitet hatten.

Für manche mag das ein wenig nach alter Ratgebermentalität klingen, wo mit konzentriertem Willen und Mut fast alles erreichbar ist. Das ist hier nicht gemeint. Wille und Mut sind zwar sehr oft mit Aggression verknüpft, der Aggressionsfokus in diesem Buch ist jedoch auf ***die darin gebundene Lebenskraft*** gerichtet. Sie steckt in einem erheblichen Maße in unseren Aggressionen und deren Erscheinungsformen, die von den auslösenden Inhalten und äußeren Umständen automatisch für bestimmte Umsetzungsformen benutzt wird. Wie unschwer aus der Beschreibung zu erkennen, ist es *nicht unsere Lebenskraft,* die das Ziel ansteuert und die Richtung wählt, sondern *unsere Vorstellungen, Wertehaltungen und Automatismen.* Und zwar mit Unterstützung von Aggressionen und deren Kraftpotenzial. Dies kann einen Nutzen für Individuen und Gemeinschaft bringen oder nur auf den eigenen Vorteil bezogen und empathielos sein, oder, wie oben kurz skizziert, leider bis ins perfide und mörderische Gegenteil reichen. In Fällen nach traumatischen Erlebnissen, wo Menschen der Situation wehrlos ausgeliefert waren, kann sich die noch abgespaltene Aggression autoaggressiv nach innen richten, woraus posttraumatische Symptome und Erkrankungen wie bei der Posttraumatischen Belastungsstörung (PTBS) resultieren.

Unterschiede

Aggressionen begegnen uns tagtäglich, sowohl innen als auch außen und sind in fast jedem Bereich des Lebens präsent: In der Kommunikation, in den Medien, im globalen Wirtschaftssystem, im Sport, in den Schulen, im Privaten und bis in unsere intimste Sphäre hinein. Sie treten oft im Verbund mit Ängsten auf und sind in der Regel gesellschaftlich und moralisch verpönt, ebenso wie Angst bei den meisten Menschen größtenteils noch immer als Schwäche empfunden wird. Deshalb wird das Vorhandensein dieser zwei mächtigen körpersensorischen Teilbereiche oft verdrängt und viele tun so, als ob sie keine aggressiven Gedanken oder Impulse hätten und auch keine Angst. Gleichzeitig zeigt die Erfahrung, dass vor allem Aggressionen sich Wege durch Hintertüren suchen oder in getarnter Form in Erscheinung treten, zum Beispiel durch:

- kalte Aggression, die berechnend ist und auf die richtige Gelegenheit fokussiert – als Hass, Ausgleich und Vergeltung, bis hin zu vernichtender Wut und zerstörerische Rache. Sie ist anders als eine sogenannte heiße Wut bzw. explosive Aggression, die wie ein starker Affekt sich direkt und impulsiv äußert.
- Aggressionsverschiebungen:
  - die entweder zur falschen Zeit, also mit erheblicher Verzögerung, eintritt, was oft den Eindruck erweckt, dass sie grundlos daherkomme und fälschlicherweise mit Lust an schlummernder Gewalt assoziiert wird;
  - oder auf andere Personen, Objekte oder Umstände verschoben wird, anstatt auf jene Instanz, die den Provokationsreiz verursacht hat. Die Gründe sind vielfältig, wie z. B. ungleiche Hierarchie- und Machtverhältnisse; wenn die Quelle des Schmerzes nicht identifizierbar oder zu mächtig ist usw.

Wir hegen kaum eine Vorstellung darüber, in wie vielen Alltagssituationen verkleidete Aggressionszustände den Lebens- und Energiefluss im Hintergrund lenken. In Beziehungen lässt sich beispielsweise häufig eine unterschwellig-aggressive Kommunikation beobachten, in der beide Seiten feststecken. Sie bemerken nicht, dass diese Aggressionen aus unbewussten Opferidentifikationen resultieren.

Grundlagen aus neurowissenschaftlicher Sicht

Diese Grundlagen sind eine punktuelle Zusammenfassung meines ersten Fachbuches „Im Banne innerer Machtstrukturen“, das ein Grundlagenverständnis zur Aggression aus moderner neurobiologischer und energetischer Sicht vermittelt (vgl. zur Vertiefung daraus Kapitel 2)[28].

Aus den neurobiologischen Forschungen ging hervor, dass Aggressivität ohne vorherige Provokation bei psychisch gesunden Menschen weder zu einer Aktivierung des Motivationssystems noch zu einer Ausschüttung von Glücksbotenstoffen führt. Aggression ist daher ein reaktives Verhaltensprogramm, das zwar biologisch verankert ist, aber eindeutig keine spontan auftretende Grundmotivation im Sinne eines Triebes darstellt. Der Sinn der Aggression liegt aus neurobiologsicher Sicht darin, dass dem menschlichen Organismus ein Verhaltensprogramm zur Verfügung steht, das helfen soll, um:

- potenziell gefährliche Situationen zu bewältigen;
- Störungen im Bereich der sozialen Zugehörigkeit zu beheben.

Zusammengefasst ist Aggression ein soziales Regulativ!

Dies war ein Erkenntnisdurchbruch im Verständnis der menschlichen Aggression, die zuvor als feindseliges Angriffsverhalten definiert wurde, mit der Absicht, grenzüberschreitend, schädigend, verletzend oder zerstörend auf Organismen und Objekte einzuwirken. Die neuere Erkenntnis widerspricht außerdem der alten Definition, die dem Individuum das Gefühl vermittelte, der Aggression mit wenig Einflussnahme ausgeliefert zu sein. Warum Aggression ein soziales Regulativ ist, wird schnell klar, wenn wir uns die neurobiologischen Hintergründe dazu ansehen. Es zeigte sich, dass bei Schmerzen und Bedrohungen, sowohl auf der emotional-seelischen wie auch körperlichen Ebene, unser Aggressionsapparat gleich reagiert. Das bedeutet, dass die Schmerzzentren des Gehirns nicht nur bei Überschreitung der physischen Schmerzgrenze reagieren, sondern auch bei psychischen Grenzüberschreitungen, mitunter also auch dann, wenn Menschen sozial ausgegrenzt oder gedemütigt werden. Das führte zur Erkenntnis, dass, wenn die Schmerzgrenze des Körpers überschritten wird, mit Aggression gerechnet werden muss." [Bauer, 2013 [29]]

Die wichtigsten Aggressionsauslöser sind:

- Körperlicher und seelischer Schmerz
- soziale Ausgrenzung, Zurückweisung und Verletzung sozialer Rechte,
- Verachtung, Geringschätzung, Demütigung, Kränkung, Sexismus, Rassismus etc.
- Unterdrückung, Freiheitsberaubung und Verletzung der Würde
- Fehlende Bindung und Zugehörigkeit zu einer Gruppe
- Armut, existentielle Not und Ungleichverteilung von Lebenschancen
- Enge, Lärm, Überforderung, Überflutung, Dauerstress
- Kontrollverlust und begünstigende, bedrohliche emotionale Zustände wie Angst/Panik, Hilflosigkeit, Ohnmacht usw.

Angst und Aggression – Wechselwirkung mit Folgen

Angst aktiviert (wie jede Emotion) körperliche und psychische Vorgänge und ihre wichtigste Grundfunktion ist der Schutz vor Gefahren und der Lebenserhaltung gegenüber äußeren und inneren Bedrohungen. Im Weiteren teilt sie sich mit anderen Emotionen die Aktivierungs- und Steuerungsfunktion im täglichen Leben. Seit Urzeiten zählen Angst und Aggression zu den Antriebsmotoren gesellschaftlicher, technischer und kultureller Entwicklungen, die sowohl auf konstruktive- als auch auf destruktive Weise wirken. Die Energie und Qualität der Angst übt eine Bedrohung auf uns aus und aktiviert nach einiger Zeit Aggression. Diese Aktivierung ist unabhängig davon, ob sie uns bewusst ist und tritt auch dann ein, wenn unsere Wahrnehmung während der Erfahrung von der Angst komplett dominiert wird. Im Laufe sich wiederholender Angsterfahrungen kann es zu einer Umkehr kommen, indem Aggression schon vor der konkret auftretenden Angst (bewusst oder unbewusst) aktiviert wird. Sie tritt dann im Vorfeld der Angst auf, um diese in ihrer Stärke zu regulieren und uns handlungsfähiger bleiben zu lassen. Aus energetischem Blickwinkel betrachtet, verursacht die Energie der Angst eine leichte bis schwere Blockade im Denken und Handeln und behindert damit unseren Lebensfluss. Die beiden entgegengesetzten Richtungskräfte verursachen eine Art Reibung, woraus Aggression resultiert.[30] Stellt sich heraus, dass die Aggression in der Kontrolle der Angst hilfreich ist, bildet sich durch die Wiederholung dieses Vorganges ein automatisiertes Reaktionsmuster. So wird beim Erscheinen der Angst auch automatisch Aggression aktiviert, die sich oft nur in den nonverbalen Körpersignalen (analoge Kommunikation) manifestiert. Der Mechanismus der Angstregulierung durch Aggression kann sich sogar so weit entwickeln, dass im Vorfeld von Ängsten das blitzschnell aktivierte Aggressionspotential die aufkeimenden Angstsignale bereits im Keim zu ersticken versucht. Das Wissen um den Zusammenhang von Angst und Aggression wurde leider schon immer für den eigenen Vorteil und Machtgewinn missbraucht und ist leider in jedem Krieg einer der wichtigsten „Handlanger". Aus der Neurophysiologie wissen wir, dass sowohl bei Angst als auch bei Aggression zum Teil dieselben Hirnstrukturen aktiviert sind:

„Angst und Aggression sind Geschwister, das eine kann unmittelbar in das andere umschlagen. Beide setzen weitgehend die gleichen neurobiologischen Systeme in Gang. Niemand würde von einem „Angsttrieb" sprechen. Menschen, die chronisch Angst haben oder ständig Emissionen emittieren, leiden an einer psychischen Störung. […] was keineswegs bedeutet, das Menschen mit psychischen Störungen grundsätzlich gewalttätiger sind"[31].

Aus therapeutischer Sicht können in bestimmten Situationen Aggressionsformen wie Wut und Hass als stellvertretende „Emotionen" für Angst auftreten. Umgekehrt kann Wut und Hass durch Angst kompensiert werden, wenn z. B. das vorgestellte Ausmaß möglicher Folgen zu bedrohlich ist. [32]

Über Angst und unterschiedliche Angstformen sowie deren pathologische Ausformungen und Störungen (Phobien, Panik, Zwang etc.) gibt es eine Menge Fachliteratur und Abhandlungen. Interessant ist, dass ich wiederholt auf Einstellungen und Überzeugungen treffe, denen zwar (kognitiv) verzerrte Denkmuster und Logik, die unsere Angst nähren, bekannt sind, sie aber trotzdem ihr Hauptaugenmerk auf den Affekt der Angst legen. Vergleichen Sie dazu die Ausführungen im II. Teil des Buches im Kapitel über „Mythen, Antworten, Erfahrungswissen".

Aggression als hinweisendes und regulierendes Signal der Körpersensorik

Zugehörigkeit und Akzeptanz zählen für sozial lebende Lebewesen zu den lebenswichtigen Ressourcen. Hier kommt unser Motivationssystem ins Spiel, dessen Aufgabe unter anderem auf die Erlangung von Vertrauen, Zugehörigkeit und Kooperation ausgerichtet ist. Umgekehrt hasst das menschliche Gehirn soziale Zurückweisung, Ausgrenzung und Demütigung und erlebt diese sozialen Kränkungen wie körperlichen Schmerz. Das tangiert die Schmerzgrenze, worauf der Aggressionsapparat aktiviert wird. Der Aggressionsapparat wird dabei zum Hilfssystem des Motivationssystems, indem über die aktivierte Aggression dem Organismus Impulse und Energie zur Verfügung stehen, um die soziale Integration als auch persönliche Integrität und Würde wiederherzustellen. Sind Bindung, Akzeptanz und Zugehörigkeit bedroht, reagieren die Alarmsysteme des menschlichen Gehirns. Als unmittelbare Folge zeigen sich Angst und Aggression.

Das Ausdrückenkönnen von aufsteigender Aggression, wenn die Schmerzgrenze überschritten wurde, ist von überragender gesundheitlicher Bedeutung. Wer nicht mit einer kommunikativ angemessenen Form von Aggression reagieren kann, wird früher oder später krank, weil die Komponenten des Aggressionsapparates (Angst, Ekel, Stress) neurobiologisch geladen bleiben.[29]

Diese gehirnphysiologischen Erkenntnisse führen uns vor Augen, dass selbst totales Verdrängen, Verleugnen und Abspalten von aggressiven Impulsen die Tatsache nicht aus der Welt schaffen, dass im Hintergrund Aggression aktiviert ist. Selbst wenn wir uns wissentlich einer aggressiven Situation aussetzen und gelernt haben, bereits im Vorfeld zentriert und ruhig zu bleiben, so kann in der Situation der Aggressionsapparat trotzdem geladen sein – selbst dann, wenn unsere

Aufmerksamkeit auf der inneren Gelassenheit ruht. Je nach Aggressionsintensität in der Atmosphäre sind wir also trotzdem in einer leicht oder stark erhöhten Wachsamkeit und Reaktionsbereitschaft (Vigilanz).

Im Zusammenhang mit unseren „Bauchgefühlen" und dem Kernthema der Regulation des Verstandes und Herzens, liegt die Bedeutung der Aggressionsformen darin, dass sie einen weiteren Bereich der Körpersensorik darstellen, der regulierend eingreifen kann, vorausgesetzt, dass bestimmte Voraussetzungen dazu erfüllt werden.

Kriterien, um Aggression als konstruktive Kraft einsetzen zu können

- Zuerst muss Aggression bewusst wahrgenommen werden! So paradox es auch klingen mag, unserem Tagesbewusstsein ist die unterliegende Aggression oft nicht bewusst, selbst wenn wir vor Wut fast platzen. In den meisten Fällen sind wir mit unseren empörten, wütenden und reaktiven Gedanken, Vorstellungen und Gegenargumenten dermaßen beschäftigt, dass diese Art *zwanghafter Logik* uns von der momentanen Körperwahrnehmung abspaltet. Der Zwang, verbal und argumentativ zurückzuschlagen oder sich zu verteidigen, lässt uns nicht all die Kränkungen, verletzten Gefühle etc. erkennen, die zu dieser Aggressionsform geführt haben. Wir erkennen erst dann, wie unglaublich aggressiv wir uns innerlich in gewissen Situationen fühlen, wenn Gewaltfantasien zunehmend stärker in den Vordergrund treten oder wir kaum mehr in der Lage sind, abwertende Begriffe, die unter der Gürtellinie liegen, zurückzuhalten. Hier benötigen wir eine radikale Wendung nach innen, um uns schonungslos bewusst zu machen, wie mächtig unsere Aggressionsform uns bereits im Griff hat. Erst dann können wir den nächsten Schritt einleiten.
- Der nächste Schritt, der sich bereits durch die radikale Kehrtwendung nach innen – zur Körpersensorik und Aggression – anbahnt, besteht darin, sich bewusst vom transportierten Inhalt oder Auslöser zu lösen, der zu dieser Aggression geführt hat.
- Erst dann sind wir in der Lage, uns der innewohnenden Kraft – die zuvor in der inhaltlich besetzten Aggression gebunden war – zuzuwenden, um sie konstruktiv und regulierend für uns und in Beziehung einzusetzen.

Fallbeispiel: Die konstruktive Kraft aus Wut und Groll

Nach dem Tod ihres Vaters erbten Iris und ihr Bruder Urs ein altes Einfamilienhaus, das sehr renovierungsbedürftig war. Der verstorbene Vater hatte auch einen größeren Geldbetrag auf dem gemeinsamen Konto von ihm und seiner Frau hinterlassen. Den beiden Kindern stand ein gesetzlich bestimmter Anspruch davon zu. Das Problem war, dass Iris das Haus verkaufen wollte, da die Renovierung viel Geld gekostet hätte. Der Erbanteil des Vaters hätte zwar dafür gereicht, befand sich jedoch auf Mutters Bankkonto. Auf die Frage, ob ihre Mutter den Erbanteil freigeben könnte, äußerte sich diese skeptisch und machte danach auch keine Anstalten, ihn auf Iris Konto zu überweisen. Urs wiederum beharrte darauf, das Haus nach seinen Vorstellungen umzubauen, um es dann teuer zu vermieten. Damit waren Iris die Hände gebunden. Weder konnte sie Urs überzeugen, dass der Umbau dieses alten Hauses viel zu kostspielig wäre, noch fühlte sie sich mit ihren Vorstellungen zu einem sanften Umbau, der weniger Geld verschlungen hätte, von Urs gehört oder respektiert. Das gegenseitige anteilsmäßige Auszahlen des Wohnungsanteils war ebenso nicht möglich. Beide hatten nicht das Geld dazu. Ähnlich ging es Iris im Umgang mit ihrer Mutter. Aus Pietät und Rücksicht auf den erst vor einem halben Jahr verstorbenen Vater getraute sie sich nicht, ihren Erbanteil vom Konto der Mutter etwas resoluter anzufordern. Wenn sie sah, wie Mutter dieses Konto wie einen Schatz hütete, obwohl sie auf Grund ihrer guten finanziellen Absicherung im Grunde nicht darauf angewiesen war, hatte sie großes Mitleid mit ihr.

Verbundenheit und Anpassung, mit unterdrücktem Groll

Seit Monaten befand sich Iris nun in dieser Pattsituation mit Bruder und Mutter. Beide waren sich sicher, dass ihre festen Vorstellungen und Überzeugungen richtig waren und alles andere falsch sei. Iris war sich deren Einseitigkeit und autoritärer Tendenz bewusst, wollte deswegen jedoch nicht streiten, da sie sonst einen Eklat zwischen ihr, ihrer Mutter und dem Bruder befürchtete. Schließlich liebte sie beide sehr, was sie umso mehr frustrierte und traurig machte. Sie versuchte immer wieder Verständnis für beide aufzubringen und deren grenzüberschreitendes und respektloses Verhalten ihr gegenüber zu entschuldigen. Das wiederum brachte sie zunehmend in einen Rechtfertigungsnotstand gegenüber dem langsam aufsteigenden Groll in ihr und der steigenden Wut, die sie immer heftiger bekämpfen musste, um sie „unten“ zu halten. Um diesen Stress zu kompensieren, begann Iris wieder zu kiffen, unkontrolliert Süßes zu essen und in Kompensationsfantasien abzugleiten. Ein bewährtes Mittel aus Kindheit und Jugend, auf das sie immer noch zurückgreifen konnte.

Mein Hinweis während einer Therapiesitzung, dass dieser Zustand, diese ewige innere Anstrengung und Schwerstarbeit, mit der Zeit auf eine **Verbitterung** hinzielt, rüttelte sie wach und Iris wurde schließlich bewusst, dass Verbitterung ein durchgehendes Element in ihrer systemischen Mutterlinie (Großmutter, Tante, Urgroßmutter) war. Sie realisierte, dass trotz der seit Kindheit erfahrenen Dominanz und Egozentrik ihrer Mutter diese gleichzeitig von einer Aura der Verbitterung umgeben war. Einerseits war ihre Mutter sehr schulmeisterlich und kontrollierend, gab nie einen Fehler zu, sondern bog die Wahrheit zur Schuld der anderen zurecht. Andererseits haderte sie mit ihrem Schicksal und pendelte ständig zwischen gespielter Akzeptanz und Opfermentalität. Sie war, so erinnerte sich Iris, mit nichts zufrieden und hatte überall etwas auszusetzen. Und wehe, wenn sie herausgefordert war, selbst etwas zu ändern! Das entsprach jeweils einer tiefen Kränkung ihres Stellenwerts als intelligente, lebenserfahrene Frau. Seit Vaters Tod hatte sich dieses ambivalente Verhalten noch verstärkt.

Das Eintauchen in körpersensorische Zustände und deren psychosomatische Zusammenhänge

Ich ließ Iris die ausweglose Situation, in der sie sich mit Mutter und Bruder befand, körpersensorisch wahrnehmen. Dabei achtete ich darauf, dass sie sich genug Zeit nahm, damit Erkenntnisse aus den EGESA hervortreten konnten. Zuerst trat ein ihr bekannter Kompensationsmechanismus auf, den sie benutzte, um innerlich in nebulöse Zustände zu verschwinden; sie konnte ihm jedoch mittels bewusster Atemtechnik und aktiver Selbstberührung widerstehen. Danach schnürte es ihr die Brust und den Hals zu, ihr wurde fast übel und ich half ihr, die Atmung zu verlangsamen und ausdehnen. Daraufhin spürte sie ihren Groll und wurde zunehmend wütender. Sie fühlte, wie ihre Liebes- und Loyalitätsgefühle für ihre Familie sich nach und nach auflösten und die Anstrengungen und Vermittlerdienste für Harmonie und Verständnis einfach verpufften. All das konnte sie tief wahrnehmen und parallel dazu nahmen Wut und Aggression zu. Als Iris die Aufmerksamkeit auf die Energie ihrer Aggression richtete, bemerkte sie, wie diese Kraft einen fühlbaren Widerstand gegen diesen familiären Loyalitätsdruck bot. Das gab ihr den Mut, sich davon abzugrenzen, ohne innerlich auf Rückzug und Flucht zu gehen. Und es ging noch weiter. Sie bewegte sich im Raum und bemerkte, wie Aggression und Widerstand ihren Oberkörper dehnten, sie fühlte sich aufrechter und größer und ihre Arme breiteten sich wie von selbst aus. Zum Schluss stand Iris mit weit ausgebreiteten Armen und hoch aufgerichtet auf einem Stuhl, den ich ihr hingestellt hatte. Sie berichtete, dass sie das Gefühl habe, das ganze Familienfeld und dessen Grundatmosphäre unter ihrer energetischen Kontrolle zu haben. Pure Lebenskraft offenbarte sich hier und stellte sich der üblicherweise dominanten Familienatmosphäre unwiderstehlich entgegen. Die Ausstrahlung dieser mächtigen Energie war auch von außen deutlich sichtbar. Iris fühlte sich enorm kraftvoll und gleichzeitig ruhig und sicher und sie wusste, dass sie nur in dieser Kraft der Mutter und dem Bruder ihren eigenen Standpunkt entgegensetzen konnte, ohne deswegen in einen Streit oder Kampf gehen zu müssen. Sie war selbst von diesem Körperzustand ergriffen und verstand augenblicklich, dass sie diese Kraftressource fortan bewusst verwenden konnte. Einerseits, um ihre moralischen Vorstellungen und Ängste in Schach zu halten, andererseits, um daraus genügend Widerstandskraft zu schöpfen, damit sie sich im Leben klar und selbstbestimmt einbringen konnte.

Der notwendige Transfer in den Alltag

Ich gab Iris die Aufgabe mit, diesen körpersensorischen Kraftzustand, der aus Wut und Groll resultierte, zusammen mit den erfahrenen Wahrnehmungshilfen (offene Augen, spezielle Atmung etc.), sowie den ausgebreiteten Armen und der aufrechten Haltung, mehrmals am Tag bewusst für kurze Zeit einzunehmen, damit dieser Zustand ein Teil ihrer Körpererinnerung werden konnte.

Zwei Wochen später berichtete Iris, wie zugänglicher ihre Mutter geworden war und ihr bezüglich ihren Argumenten zuhörte. Außerdem sei sie, Iris, gegenüber den fixierten Umbauideen ihres Bruders nicht mehr eingeknickt. Im Gegenteil, sie habe beobachten können, wie gefangen er in seinen Vorstellungen war und sich der bekannte Druck von früher, unbedingt eine einvernehmliche Lösung zu finden, wie von selbst relativierte und von ihr abfiel. Iris war insgesamt viel gelassener und ruhiger, was den Ausgang dieser Erbsache anging.

Kapitel 8

Hass und Rache – destruktive und verpönte Zustände!?

Die Entstehung von Hass, Rache und Destruktivität

In der Literatur finden wir viele Erklärungen über die Ursachen von Hass und seinen destruktiven Auswirkungen. Ebenso Beispiele, wie sich aus negativen Erfahrungen Hass individuell und auch kollektiv bildet und sich in schrecklichen Handlungen entladen kann. Was abgesehen von einigen Ausnahmen wenig beschrieben wird, sind innere Ablaufmechanismen, die ein Muster ergeben, woraus Hass entsteht. Dieses Muster ist klarerweise immer durch die jeweilige individuelle Persönlichkeitsstruktur und Geschichte gefärbt und kann uns alle betreffen. Beispiele können wir überall tagtäglich im Leben erkennen, ohne groß etwas hineininterpretieren zu müssen. Ich denke dabei nicht einmal an all jene Gewalttaten und Gräuel, die uns durch die Presse und Medien erreichen. Nein, hier fokussiere ich auf den Hass in all seinen Facetten und Auswirkungen in uns, der nie oder fast nie das Tageslicht der Öffentlichkeit erreicht. Jene Hassthemen, die wir meinen, gut unter Kontrolle zu haben und wir uns hüten, sie offenzulegen, weil sie außerdem ein gesellschaftliches und moralisches Tabuthema darstellen. Falls uns, als sozialisierte Menschen, die Hass und Gewalt selbstverständlich ablehnen, ab und zu eine kurze Hassentladung beispielsweise im Bekanntenkreis herausrutscht und wir nicht mehr in der Lage sind, sie ironisch oder sarkastisch zu verpacken, erschrecken wir oft selbst und versuchen, sie schleunigst zu relativieren. Zu unserem Glück hat sich die Sache meistens nach einer Weile erledigt –

äußerlich jedenfalls. Dass sich innere Hassmuster – mögen sie scheinbar noch so „kontrolliert“ gehandhabt werden – auf unsere Lebens- und Beziehungsbereiche und letztlich auf unser Immunsystem schädlich auswirken können, ist den meisten von uns nämlich nicht bewusst.

Strukturverlauf der Hassbildung

Werfen wir nun einen Blick auf den Strukturverlauf und den Ablaufmechanismus von Hassmustern, denen – wie bereits erwähnt – individuell gefärbte (Hass-) Themen zugrunde liegen:

Voraussetzung für die Bildung eines Hassmusters sind Erfahrungen, emotional aufwühlende traumatische Erlebnisse und Themen (auch generationsübergreifend) sowie deren Folgen. Dabei handelt es sich oft um sich wiederholende Begebenheiten und Umstände, im Extremfall psychische oder physische Gewalt, denen wir uns nicht entziehen können. Eine einmalige Erfahrung kann gleichfalls eine ähnliche Wirkung haben, wenn sie eine einschneidende Prägung hinterlässt. Ähnlich einer einschneidenden Schmerzerfahrung im Körper, die eine „Inschrift“, ein sogenanntes Engramm (Gedächtnisspur) hinterlässt. In schweren Stress- und Belastungssituationen ist diese „Inschrift“ fähig, die einst gespeicherten Schmerzsymptome sofort zu reaktivieren[33]. Weniger traumatisch, jedoch ebenfalls innerlich Hass schürend, können es Situationen und Umstände sein, denen wir uns gegenüber verpflichtet, solidarisch, loyal oder in einer gewissen Schuld stehend fühlen. Das können auch tiefgehende Erfahrungen sein, die uns nur indirekt betreffen, indem wir zum Beispiel autoritäre Abhängigkeits- und Machtverhältnisse bei anderen Menschen als Beobachter miterleben. Auf diesen – als Bedrohung empfundenen Grundlagen – gehen folgende Reaktionen/Empfindungen etc. hervor:

- Reaktionen von Angst, Ärger und Wut:
  - → Reaktionen dieser Art führen zu negativen Konsequenzen, weil sie aufgrund gesellschaftlicher und sozialer Wertung unerwünscht sind.
  - → Sie bilden sich aus einer inneren Gegenwehr, wenn wir nicht ernst genommen, getadelt oder lächerlich gemacht werden und uns in Folge im Stich gelassen oder gedemütigt fühlen.

↓

- Scham, Schuld, Minderwertigkeit und Selbstabwertung gesellen sich dazu

↓

- Daraus bildet sich eine sich widersetzende Gegenidentität in Form von heimlichem Groll (Ressentiments)

↓

- Weder Themen/Erfahrungen noch die Reaktionen ändern sich, sondern werden im selben Ablauf reaktiviert. Es droht Resignation, bestehend aus Desillusion, Ohnmacht, Angst, Verzweiflung und hilfloser Wut

- **Wichtig!** Neurobiologisch wissen wir, dass unser Schmerzzentrum sowohl auf physischen wie auf psychisch-emotionalen Schmerz reagiert, wenn die Schmerzgrenze überschritten wurde. Automatisch wird dadurch der Aggressionsapparat aktiviert. „Aggression ist ein soziales Regulativ" [34]

- Um der Resignation zu entgehen, bilden Ressentiments (Groll) und Schmerz (psychischer & physischer) unterschiedliche Aggressionsformen, zunächst nur als innere Gegenreaktionen:
  → Verachtung, Ekel, negatives und zerstörerisches Gedankenkreisen
  → Ironie, Sarkasmus, Zynismus, destruktive Manipulation und Intrigen
  → Hass, Vergeltung/Rache, Destruktivität (heiße Aggression)
  → Berechnende und fokussierte Aggression (kalte Aggression, Tunnelblick)

- Hass verbindet sich praktisch immer mit anderen Aggressionsformen wie Rache, Vergeltung, tiefer Verbitterung, Zerstörungswut oder unbewusster Bosheit (s. Kap. 9: Bosheit – der Sonderbereich). Wenn diese Verbindungen nie nach außen gezeigt und moralisch verdrängt werden, sind sie unserem Alltagsbewusstsein nicht präsent.

Hass und andere Aggressionsformen haben spezifische physiologische Merkmale, die individuelle Profile besitzen und damit Körperzustände sind:

- Veränderte Atmung
- Spannungszustände (Augen, Gesicht, Mimik, Gestik, Haltung etc.)
- Hormonelle und chemische Veränderungen sowie Beeinflussung der Organtätigkeit und Durchblutung
- Neurobiologisch: vor allem Limbisches System mit Amygdalae (Angst und Bedrohung), Hypothalamus (Stresszentrum), Hirnstamm (Erregungszentrum), Insula (Ekelzentrum)
- Körperenergetisch empfundene Zunahme von Kraft und Energie

Aggressionsformen wie Hass oder Rache aktiveren Kraft und Energie (Kampf-/ Fluchtreflex) und sind immer mit innerer oder äußerer Bewegung verbunden. Im Vergleich dazu tendieren Angst und Panik zu Erstarrung und Immobilität (Freeze-Reflex). Erfolgreich kommunizierte Aggression ist konstruktiv. Aggression, die ihre kommunikative Fähigkeit verloren hat, ist destruktiv und neigt zu Gewalt. Das „Ausdrücken können" von aufsteigender Aggression, wenn die Schmerzgrenze überschritten wurde, ist von überragender gesundheitlicher Bedeutung (dito J. Bauer: Schmerzgrenze, 2013)

Fallbeispiel Theo

Theo hatte im Laufe der Jahre mehrere Therapiephasen unterschiedlicher Methoden durchlaufen, um seine belastete Elternbeziehung aufzuarbeiten. Bezüglich der Muster und Verstrickungen in seinem Familienfeld war ihm dabei vieles klar geworden. Trotzdem veränderte sich nicht viel an seiner stressbedingten, erhöhten körperlichen Grundspannung. Die psychosomatischen Symptome, die er zwar gut kaschieren konnte, seinen Lebensalltag aber belasteten, blieben ebenfalls hartnäckig bestehen. Mit meinem körperorientierten und integralen Ansatz erhoffte sich Theo einen besseren Zugang zu seinen Gefühlen und Stress-Triggern, um daraus Lösungen zu finden.

Theo war verheiratet und hatte ein kleines Unternehmen, das er selbstständig führte. Er war groß und schlank und wenn er sich bewegte, hatte ich den Eindruck, dass er sehr kontrolliert und vor allem im Schulterbereich verspannt war. Er klagte auch über eine spezielle Verspannung im Kieferbereich, durch die er eine besondere Mundstellung einnahm. Mit der Zeit fand er allerdings heraus, dass diese nicht nur in Stresssituationen auftrat, sondern auch in scheinbar entspannten Momenten.

Ich schlug ihm vor, diese spezielle Mundstellung bewusster einzunehmen und es fühlte sich für Theo wie eine leicht grinsende Fratze an. Von außen her betrachtet erinnerte mich sein Gesicht an das eingefrorene Lachen eines traurigen Clowns. Interessant war, dass Theo durch das bewusste Wahrnehmen seiner gesamten Gesichtsmuskeln eine gewisse Klarheit bekam, ihm aber gleichzeitig auch eine unangenehme Empfindung auslöste. Ich bat ihn, diesen Körperzustand länger zu halten, um daraus mehr körpersensorische Informationen zutage treten zu lassen. Dabei war es wichtig, seine blitzschnellen Interpretationen auf Standby zu setzen, sodass er im Spüren und Empfinden blieb. Während er in dieser erhöhten Aufmerksamkeit seiner Gesichtswahrnehmung weilte, fragte ich ihn, ob noch andere Zustände (EGESA) daraus hervorkommen würden und bat ihn, seine eher flache Atmung ein wenig auszudehnen. Ihm wurde bewusst, wie er seit Jahren diesen hartnäckigen Spannungssymptomen hilflos und ohnmächtig ausgeliefert war. Auf die Frage, ob ihm Qualität und Energie dieses Körperzustandes auch sonst bekannt seien, blitzte sofort die unheilvolle Beziehung zu seinem Vater auf. Der Vater, ein autoritärer, machtsüchtiger Mann, der weder Kritik ertrug noch Fehler zugeben konnte, lud Frustration und Wut an seiner Frau ab, indem er sie aufs Wüsteste beschimpfte, erniedrigte und mit seinen Händen noch den gewalttätigen Nachdruck verlieh. Theo musste als Kind dieser verbalen und physischen Gewalt ohnmächtig zusehen. Während er mir diese traumatischen familiären Begebenheiten sehr gefühlskontrolliert erzählte, spürte ich meinerseits in der Körperübertragung eine Welle aus Trauer, Verzweiflung und Schmerz. Man konnte sich vorstellen, in welch großer Not der kleine Theo damals gewesen war und wie einschneidend die Folgen dieser Übergriffe auf Theos grundsätzliche Loyalität gegenüber seinem Vater waren. Ganz zu schweigen von der emotionalen Zerrissenheit, die sich in sein Kinderherz einpflanzte. Theo meinte mir gegenüber, dass er diese Themen in seinen bisherigen Therapien bearbeitet und seinen noch lebenden Vater in einer Mediation damit konfrontiert hatte. Leider ging Letzteres schief, denn dieser hatte Null Einsicht und brach daraufhin den Kontakt zu Theo vollständig ab.

Theo sprach, wie bisher immer, auffallend gefasst über all das und ich fragte mich bewusst laut, wie der kleine Theo wohl mit der Wut, die sich vielleicht als Reaktion auf das sicher nur sehr schwer zu ertragende emotionale Leid gebildet hatte, umgegangen sein mag. Offen und ehrlich und obwohl er sich gleichzeitig in den Boden schämte, schilderte mir Theo schmerzlich, dass er als Kind dermaßen emotional geladen war, dass er seine Wut oft an irgendwelchen Objekten ausließ und ab und zu sogar Tiere quälte. Theo konnte seine innere Festung nun nicht mehr halten und er begann bitterlich zu weinen. Ich war froh, dass dieser äußerlich stets gefasste Mann sich endlich die Erlaubnis gab, seine innere Verzweiflung und seinen seit Jahrzehnten zurückgehaltenen Schmerz auszudrücken. Später sprachen wir über solche ausweglosen und wiederholt traumatisierenden Situationen, wie er sie als Kind erleben musste und wie aus der ohnmächtigen Wut heraus Hass, totale Destruktivität, ja sogar kaltblütiger Mord resultieren kann. Damit traf ich ins Schwarze. Theo konnte dieses ganze Gefühls- und Gedanken-Spektrum sofort bejahen. Nachdem er diese inneren Gewaltfantasien bis fast ins junge Erwachsenenalter erlebt hatte, fragte ich ihn auch, wie jene Zeitspanne für ihn war. Als älterer, durchtrainierter Jugendlicher war er seinem Vater physisch überlegen und stellte sich bei einem erneuten Gewaltausbruch gegen ihn. Von da an unterdrückte und schlug dieser Theos

Mutter nicht mehr, obschon seine frauenverachtende Haltung sich im Kern nicht verändert hatte.

Auf die Frage, ob er etwas von diesem Hass gegen seinen Vater auch jetzt, Jahre danach und als erwachsener Mann, spüre, wehrte Theo sofort ab. Zu groß sei seine Angst geworden, als er die unglaubliche Kraft und Macht realisierte, welche er in der Energie von Wut und Hass spürte. Daher habe er beschlossen, diese Erfahrung und alles, was damit zu tun hatte, in eine Kiste einzuschließen und nie mehr zu öffnen. Nachdem die ganze Thematik in dieser Sitzung wieder präsent war, wurde ihm schmerzlich bewusst, wie seine körperliche Dauerspannung, seine Ticks (wie die schräge Mundstellung oder das Nägelkauen) mit der Abwehr all dieser tiefsitzenden Aggressionen und Wunden und deren Gefühlsunterbau zusammenhingen. Er spürte am eigenen Leibe, was er noch alles an Körperreaktionen weggepackt hatte und gleichzeitig, welche Erleichterung es war, sich damit in eine klare Richtung zu bewegen.

Alte Erfahrungen werden über die Körpersensorik getriggert und unbewusst aktiviert

Die Sitzungen darauf brachten die Folgen seiner traumatischen Prägungen, jetzt, 30 Jahre später, wieder aufs Tapet. Er erzählte, dass, wenn es zwischen ihm und seiner Frau zu Streitigkeiten kam oder sie ihn genervt mit wüsten verbalen Ausdrücken bewarf, es sofort in ihm „Klick“ machte, so als ob ein emotionaler Schalter umgelegt würde. Um sich, respektive die dadurch heraufbeschworenen Emotionen regulieren zu können, müsse er den Streit jeweils sofort unterbrechen, die Szene kurz verlassen oder sich ganz zurückziehen. Später, wenn sich beide Seiten wieder beruhigt hätten, könne eine Klärung nochmals aufgenommen werden und sei meistens kein Problem mehr. Seine Frau würde die herablassenden Attacken nie wirklich so meinen, wie es bei ihm ankomme, es sei nur Ausdruck ihrer eigenen Ohnmacht und Hilflosigkeit im Moment des Geschehens. Das Unterbrechen des Streits, so Theo, sei enorm wichtig, sonst würde er nämlich ausrasten und zwar völlig unangemessen:

„In solchen Momenten kommt in mir eine dermaßen starke Wut hoch, ich denke sogar, es ist reiner Hass, dass ich jemanden umbringen könnte“.

Nach diesem Statement und nachdenklichem Schweigen fragte sich Theo, wieso ihn die wütenden Ausdrücke seiner Frau dermaßen stark treffen, dass er zum Berserker werden könnte, obwohl er gleichzeitig sehr mitfühlend mit ihr war? Bevor sein schnelles Denken eine Erklärung liefern konnte, bat ich ihn, sich eine solche Streitszene vorzustellen und seine Aufmerksamkeit auf die Körpersensorik zu lenken. Es verspürte schnell ein unangenehmes Ziehen im Solarplexus und die ganze traumatische Geschichte mit seinem Vater begann sich von hier aus aufzurollen. Der Trigger war, dass dieser Mix aus herablassenden Schimpfwörtern und Wut seiner Frau seine alten, ähnlichen, aber weggepackten traumatischen Erfahrungen in Theo aktivierten und er innerlich und unbewusst in seine Kindheit zurückversetzt wurde. Entscheidend ist in solchen Abläufen, dass es sich auf der äußeren realen Ebene um eine Auseinandersetzung in der Gegenwart dreht, auf der inneren Ebene jedoch werden in einem Sekundenbruchteil Aggressionen und EGESA aus ähnlichen Ereignissen von früher aktiviert. Nachdem nun Theo als Erwachsener nicht mehr das hilflose Opfer (Kind) war, hätte der Hass grundsätzlich freie Bahn gehabt. Dies ist dann auch das Potential, das eine Auseinandersetzung so gefährlich machen kann, wenn wir uns dessen nicht bewusst sind. Darum war es sehr weise, sofort aus dieser Situation rauszugehen, um sich wieder auf einer bewussten Gegenwartsebene fangen zu können.

Ohne den Inhalt der schmerzlichen Geschichte können wir die (Lebens-)Energie aus Hass und Aggression zurückgewinnen

Die gefühlten Erkenntnisse aus der Körpersensorik trafen ihn tief und er hatte hier das erfahren, was er schon lange ahnte, jetzt jedoch in allen Zusammenhängen klar empfinden konnte.

Im Weiteren ging es nun darum, den Ablaufmechanismus auch im Alltag wahrzunehmen und zu erkennen lernen. Das Ziehen im Solarplexus war für Theo der körperlich klar spürbare Trigger und somit das Eingangstor zur Aktivierung der alten traumatischen Geschichte. Folglich gab ich ihm die Aufgabe mit, in den Alltag immer wieder bewusst in sich hineinspüren, um zu überprüfen, ob dieses Ziehen, wenn auch nur in leichter Form, sich bemerkbar macht.

In den nächsten Sitzungen legte ich den Fokus darauf, schrittweise und rein körpersensorisch (also so wenig wie möglich über Gedanken) und mit angepassten Techniken, Theos Hass vorsichtig aufzurollen und vom verletzenden Inhalt zu befreien. Ziel war es, die darin gebundene (Lebens-) Kraft in sich aufzunehmen, ohne in unkontrollierte Rachegelüste zu verfallen, die noch dazu am falschen Ort stattfinden würden.

Eine grundsätzlich anspruchsvolle Arbeit, die sowohl die volle Aufmerksamkeit von Klient:in und Therapeut:in verlangt und die auch durch tägliche kleine Alltagsübungen gefestigt werden muss. Mit der Zeit bildet sich für die neue Umgangsform ein erweitertes (empfindendes) Bewusstsein, das sich automatisch in solchen Aktivierungssituationen einschalten kann. Oft spüren Personen, denen es gelungen ist, neue Umgangsformen mit einst gebundenen Energien zu praktizieren, eine deutlich stärkere Vitalität als früher und sie empfinden oft zum ersten Mal die wirkliche Freiheit, selbst entscheiden zu können. Ein klarer Weg vom Opferdasein zum selbstbestimmten Individuum. [35]

Kapitel 9

Bosheit – der Sonderbereich

Der Kognitionspsychologe Rainer Mausfeld setzt sich intensiv mit der Demokratie und den Funktionen der Massenmedien auseinander. Aus einem seiner Vorträge über die anthropologisch-kognitionswissenschaftlichen Aspekte der Demokratie, geben einige (zusammengefasste) Aussagen Hinweise zum Sonderbereich der Aggression – dem Thema Bosheit:

Zu Beginn dieses Vortrages führt Mausfeld aus, dass sowohl die Gesellschaft, in der wir leben, als auch die Politiker, die wir wählen, in der Regel Ausdruck unseres impliziten, meist unbewussten Menschenbildes sind. An den Wurzeln des Politischen und damit aller politischen Probleme, lägen in der Regel zumeist unbewusste Vorurteile über die Beschaffenheit des Menschen. Auf die momentanen globalen Probleme eines Atomkriegs und der Klimakatastrophe bezogen, würde ein anderes, sehr viel tiefergehendes Problem stehen. Laut Mausfeld wären dies, im Sinne von Noam Chomsky, die gezielten Angriffe auf das menschliche Bewusstsein, die unsere gesellschaftliche Institution in diese Katastrophe treiben. Die Art und Weise, diese Probleme zu bewerten und mit ihnen umzugehen, sei manipuliert worden. Sowohl die eigentlichen Faktoren wie auch die gezielten Angriffe auf das menschliche Bewusstsein hätten mit der Beschaffenheit und Natur des Menschen zu tun. In der Natur des Menschen müsse es etwas geben, was diesen für selbstdestruktive Prozesse anfällig mache, und dass diese Einsicht bereits Zivilisationen vor rund 10 000 Jahren bewusst gewesen sein müsse. Es gäbe anscheinend etwas im Menschen, so Mausfeld weiter, das gesellschaftszerstörend sei. Schon die frühesten Gesellschaften hätten Instrumente entwickelt, um dieses Problem entschärfen zu können. Das wirkmächtigste Schutzinstrument sei dabei die Erfindung der neuartigen Leitidee der Demokratie gewesen, wie sie im Athen der Antike angewandt wurde.[36]

Das Interessante an Rainer Mausfelds Ausführungen in Bezug auf das Thema Bosheit ist, dass bereits seit frühester Zeit von destruktiven Selbstanteilen im Menschen ausgegangen wurde und, was genau die damaligen Gesellschaften dazu veranlasste, Schutzmaßnahmen zu ergreifen. Daraus wiederum erhebt sich die Frage:

Wie sind diese kollektiv angelegten Anteile im Menschen allgemein sichtbar, bzw. wie erleben wir sie im Alltag?

Sicher kennen wir alle eine Situation, die in uns ein unangenehmes und befremdendes Gefühl ausgelöst und uns absolut irritiert hat. Ein grenzüberschreitendes Ereignis – verbal, emotional, atmosphärisch, physisch oder gar sexuell, welches in keiner Weise nachvollziehbar, geschweige denn tragbar war, selbst wenn wir die menschlichen und moralischen Aspekte außer acht gelassen hätten. Die Bandbreite solcher Ereignisse reicht wahrnehmungsmäßig von „fast nicht wahrnehmbar", „subtil", „ganz fein" und „nur atmosphärisch" bis hin zu „klar erkennbar". Gefühlsmäßig offenbaren sich solche Grenzüberschreitungen oft als zu ironisch, zu zynisch, zu abschätzig, zu lang, zu heftig, zu invasiv, zu berechnend, zu brutal, zu vernichtend usw. Dabei verweist das Adverb „zu" stets und eindeutig auf eine Qualität, die das Überbordende sogar übertrifft und uns in einen leichten oder schwereren Schockzustand versetzen kann. Es ist nicht dasselbe, wie wenn wir beispielsweise aufgrund jahrelanger Demütigungen unserer Wut im Affekt grenzüberschreitend freien Lauf lassen und erst im Nachhinein, wenn wir uns beruhigt haben, erkennen, dass sie völlig unangemessen war. Es tut uns danach leid, andere dadurch gekränkt zu haben und wir entschuldigen uns in der Regel für dieses übertriebene Verhalten.

Die Grenzüberschreitung, von der wir hier in diesem Sonderbereich der Aggression reden, geht weit über das Maß letzterer hinaus. Sie lässt sich weder psychologisch nachvollziehen noch generiert sie einen gesellschaftlichen Vorteil oder Nutzen für die ausführende Person. Sie hat die Qualität, die wir als *gemein, destruktiv und vor allem boshaft* bezeichnen. Sie ist aber auch nicht nur Hass und Rache geschuldet, obwohl sie denen zum Verwechseln ähnlich scheint und sich auch daraus entwickeln kann. Während Hass und Rache einen längeren, vorausgehenden Aufbau vorweisen, der zu diesen Aggressionsformen führt, unabhängig davon, ob sie sich im Inneren als Entladungsventil äußern oder sich im Außen zeigen (s. oben, Kap. 8: Hass und Rache), kann Bosheit hingegen ein Dasein fristen, weit weg von unserem Alltagsbewusstsein.

Die Energieexpertin *Maja Bandelier* hat diesbezüglich in einem von mir aufgezeichneten Interview Qualität, Entstehung und Ausdruck der Bosheit aus einer energetischen Sicht erläutert. Ihre nachfolgenden Ausführungen habe ich – mit davon abgesetzten Anmerkungen aus meinen eigenen praktischen Erfahrungen – ergänzt:

Bosheit, ein eingenisteter Parasit in den trennenden Energien

(Maja Bandelier / MB)

MB: *„Bosheit ist eine potenziell vorhandene, dunkle Energie bzw. Kraft, die in ihrer Qualität, wenn sie mit Inhalten aufgeladen wird, sehr negativ und zerstörerisch wirkt. Als* **dunkle** *Energie deswegen bezeichnet, weil sie oft trickreich und versteckt operiert und damit meist zu spät erkannt wird. Bosheit hat sich in die trennenden Kräfte eingenistet und wirkt über unser Bewusstsein. Was sind nun trennende Kräfte und Energien? Es gibt die verbindenden Kräfte, die eine Lichtqualität besitzen, wie die Liebe, mit ihren Attributen des Mitgefühls, der Bindung und Fürsorge, dem Gemeinschaftssinn, des Sowohl als Auch etc. Ihr Gegenpol sind die trennenden Kräfte, die wie ihr Name schon sagt, etwas trennen und damit auch etwas beenden. Wir benötigen sie genauso wie die verbindenden Kräfte, weil sonst würden wir in letzteren nur noch verweilen und auf Dauer darin erstarren. Die Folgen der trennenden Kräfte sind ein Versiegen und Versacken, was letztlich eine Entleerung der Inhalte bedeutet.*[37] *Beide Qualitäten benötigen wir im Leben als immer wiederkehrende Neuanfänge und Beendigungen. Das beginnt mit der Geburt, läuft über verschiedene Ebenen und Stadien im Laufe unseres Lebens und endet mit dem Tod. Im Leben ist es von Vorteil, wenn beide Energien einigermaßen in Balance sind, was einem übergeordneten und organisch ablaufenden Werden und Vergehen entspräche".*

Der Ablaufmechanismus der Bosheit und ihre flexible Besetzung

MB: *„Hätte ein Filmregisseur den Auftrag, die Bosheit darzustellen, könnte er zuerst die Landschaft der trennenden Kräfte als eine vertrocknete Erde mit Rissen, Spalten, leeren Räumen und Höhlen entwerfen. In diesen leeren Räumen der trennenden Energien würde die Bosheit eingenistet und versteckt heimisch sein. Im Prinzip hat die Energie der Bosheit eine Erscheinungsqualität, die als „neutral" bezeichnet werden kann, weil ihr Dasein eher eine Art Ahnung oder Erinnerung an unseren kollektiven Geist ist. Die Erinnerung, dass in unserer dualen und polaren Welt Freud und Leid,*

Liebe und Hass, Schöpfung und Zerstörung, Glück und Unglück, Verbundenheit und Trennung, Ganzheit und Zerfall usw. ganz nahe beieinander liegen. Soweit ihre Qualitäten auch unvereinbar auseinanderragen mögen, so schnell kann ein Zustand in den anderen kippen. Die Energie der Bosheit ruht unbemerkt in uns als schlummernde Potenz, denn sie gibt nur leichte Impulse ab. Wenn das Bewusstsein diese Impulse aufnimmt und bestimmte gespeicherte Erfahrungen und Prägungen, wie z. B. tiefe Kränkungen, Geschichten, Ungerechtigkeit, moralische Empörung usw. darauf platziert, werden diese Inhalte mit Energie der Bosheit aufgeladen. Durch die von den Inhalten ausgelösten Emotionen und Aggressionen, kommt die destruktive Qualität der Bosheit noch stärker zum Tragen. Aus dieser Anhaftung resultieren wiederum Handlungen, die andere sehr verletzen können und es entsteht ein unheilvoller Teufelskreis.".

Bandelier geht es nicht darum, die Energie von Persönlichkeitsstörungen, psychopathischer, antisozialer oder sadistischer Herkunft zu beleuchten. Sie möchte das Phänomen der Bosheit, aus ihrer energetischen Wahrnehmung her, übergreifend und ganz pragmatisch aufzeigen. Ihre Ausführungen über die verborgene Erscheinungsqualität der Bosheit erinnern an eine Art Standby-Modus, der auch von fleischfressenden Pflanzen und Korallen bekannt ist. Sie sind nicht aktiv nach außen erobernd, sondern ihre feinen Impulse oder Farben locken die Beute an, und wenn sie sich in die Pflanze hineinbegibt, wird sie von klebrigen Substanzen erfasst und danach von Säuren aufgelöst und verdaut. Wenn wir uns, bildlich gesprochen, von einem uns besetzenden Erfahrungszustand abgelenkt, unbemerkt auf einen Impuls der Bosheit setzen, kann sie ihre zerstörerische Qualität entfalten, indem sie unseren Erfahrungszustand mit ihrer negativen Energie durchtränkt. Wir erkennen diesen Akt nicht, weil wir mit unserem vordergründigen Inhalt voll beschäftigt sind.

Bandelier gab als Beispiel, in dem Bosheit deutlich und stark vertreten ist, die Gleichgültigkeit und das emotionale Desinteresse gegenüber dem Leiden von Menschen an, die im Leben in vielerlei Hinsicht erfolglos sind. Die extremste Form der Bosheit spielt sich auf Kriegsschauplätzen und in Diktaturen ab, in denen Militäreinheiten und Spezialkommandos morden, foltern, vergewaltigen, alles zerstören und dem Erdboden gleich machen. Besonders perfid dabei ist, dass es sich nicht um eine einmalige, entfesselte Blutorgie handelt, bei der ein Hauptantrieb davon auf die Kompensation der eigenen Todesangst durch Gewalt zurückgeht, wie wir aus Berichten von Kriegsschauplätzen wissen. Die Bosheit im Krieg, in Diktaturen oder totalitär geleiteten Gesellschaften geht mit dem Wissen einher, dass die unsägliche Gewalt ständig weitergeführt wird und der Horror kein Ende kennt. Die Tatsache, dass in den meisten Fällen oberste

Kommando- und Machtzentralen in diese grausamen Gewaltexzesse direkt oder indirekt involviert sind, zeigt, dass Bosheit ein kollektives Phänomen ist und es sich selten nur um isolierte Ereignisse von ein paar Wenigen handelt. Bosheit offeriert uns kollektiv und auf allen Ebenen des Menschseins die Möglichkeit, unterschiedlichste Lebensprozesse auf sie zu laden, die uns dann unbewusst besetzt halten.

Vorstellungen, Denkmuster und Moral sind besonders anfällig für Bosheit

Der wesentliche Unterschied zu anderen aggressiven Reaktionen liegt nun darin, dass Verhalten und Taten, mit unterliegender Bosheit ausgeführt, eine viel stärkere zersetzende und zerstörerische Note beinhalten. Das bedeutet, dass unsere Vorstellungen, Urteile, Geschichten und ihre unterdrückten Aggressionen, die potenziell lauernde Qualität der Bosheit in Gang setzen können. Und genau davon lebt die Bosheit. Denn wäre dies nicht der Fall, würde sie als potenzieller Schattenbereich auf Standby sein, wie andere Energien auch. Die Impulse der Bosheit können sich unter Trauer, Schmerz, Kränkung, Verlassenheit, Resignation, Angst, Wut, Hass usw. bewegen, ohne dass uns ihre Anwesenheit bewusst ist. Sie lässt sich von allen Bereichen und Ebenen besetzen, auf der Körperebene, im Gefühl des Gefangenseins, der Ausweglosigkeit, Angst, Lust, des Erfolges, und sehr stark vom *rationalen Verstand.* Malen wir uns dazu nur die Kehrseite unseres rationalen Denkens (s. Kap. 5: Die Gang) aus!

Besonders trickreich versteckt arbeitet die Qualität der Bosheit unter der *Moral*, noch dazu, wenn sie gesellschaftlich sanktioniert ist. Je mehr das Kollektiv sich darin verhängt, desto stärker tritt sie in Erscheinung. Im Brustton der moralischen Überzeugung wird der Moralkodex zur unumstößlichen Maxime, die nur richtet und keine Ausnahme kennt. In den von beiden Seiten polarisiert und gehässig geführten Auseinandersetzungen zu den Impfkampagnen während der Pandemie und dergleichen zum Krieg in der Ukraine und anderen Kriegsgeschehen in der Welt, lässt sich diese Tendenz gut nachvollziehen. Bosheit kann aber auch ruhig und kühl daherkommen, ist dabei nicht emotional geladen und oft kaum bewusst. Trotzdem empfinden wir dabei eine leichte Befremdung, nehmen eine bedrohliche oder gemeine Note wahr, die sich wie eine „gefühlte Ahnung“ dazugesellt.

MB: *„Die Bosheit will „nicht geändert oder gerettet werden“, sie will boshaft bleiben! Ihre Gesetzmäßigkeit ist die Zerstörung, ihre Qualität ist Angst, Folter, Sadismus – schlichtweg unermessliches Leid. Es ist deshalb wichtig, sie von reiner*

Aggression zu unterscheiden, die uns Menschen von Grund auf zur Verfügung steht. Als eine Energie zur Verteidigung der Freiheit, sozialen Würde, Gerechtigkeit und Integrität, wenn vieles andere versagt. Liebe ist der Gegenpol zur Bosheit und verbindet uns mit unserem gesamten schöpferischen Potential. Sie ist es, die verhindern kann, dass unser Bewusstsein nicht mehr auf die Bosheit aufspringt. Dadurch wird diese kraftlos und in ihrer potenziellen Energie neutralisiert.

Sexualität, Macht und Bosheit

Wenn Sexualität benutzt wird, um Machtfantasien auszuleben, dann ist die Gefahr groß, dass wir der Bosheit aufsitzen. In Folge kann es zu Exzessen führen, die auf totale Unterwerfung der anderen Person hinzielen, bis hin zu extremen Vorstellungen von Sadismus (Lust am Zufügen von Leid) und Gewaltorgien. Dies geschieht nicht nur im Sex, sondern auch auf allen anderen Ebenen, wo autoritäres Verhalten und Machtausübung durch die Unterströmung der Bosheit beeinflusst und geleitet wird.

Das Neutralisieren der Bosheit

MB: *„Wenn Bosheit auf bewusst geführte Polarisation trifft, entsteht ein Kampf. Für die Bosheit ein gefundenes Fressen, denn dort wird sie, je nach Inhalt, üppig genährt. Nachdem sie mächtig und schrecklich ausarten kann, gilt es sie anzuerkennen und zu versuchen, sie zu neutralisieren. Dies bedeutet, ihr die Kraft zu entziehen, indem wir sie nicht mehr bedienen, also nicht mehr unsere Themen auf sie platzieren. Eine starke Polarisierung ihr gegenüber würde sie nämlich noch zusätzlich stärken, weil im Kampf kann auch unserer Moral von ihr besetzt werden, ohne dies zu bemerken [s. nächsten Abschnitt!]. Das Neutralisieren ist ähnlich dem Vorgehen, wenn wir nur die Kraft aus den Aggressionsformen zurückgewinnen, ohne jedoch den Inhalt der Aggression mitzunehmen [s. unten Spiz, 2022,[38]]. Schuldgefühle und Moral haben in dieser bewussten Arbeit nichts verloren, denn Bosheit ist als Potential in uns angelegt und das kann keine Moral wegmachen. Wenn wir uns bewusst werden, dass wir der Bosheit anhaften, dann ist bereits der erste Schritt getan, um uns davon zu lösen“.*

Das Allerwichtigste ist, Bosheit als eine destruktive Energie, die in uns schlummert, anzuerkennen, ohne deswegen in Panik, Bedrohungsfantasien oder mystische Projektionen zu verfallen. Bosheit ist nicht zu verwechseln mit Aggression, trotz ihres enorm aggressiven Anteils. Es geht in diesem Beitrag auch nicht um die Erzählung der dunklen Macht des Bösen, sondern um das nüchterne Erfassen der Energiequalität, die sich in der Bosheit verbirgt und den pragmatischen Umgang damit. Wir können darauf nur einwirken, wenn wir sie bewusst empfinden und uns nicht auf den Inhalt konzentrieren. Deswegen ist es auch kontraproduktiv, in einem moralischen Kampf dagegen anzutreten, weil wir sonst unweigerlich an sie anhaften.

Moral und Empörung behindern Loslösung und Neutralisierung

Erkennen wir die unterliegende Bosheit, bekommen moralische Selbstabwertung, Schuld und Scham, die Chance, sich einzustellen. Auch hier ist es entscheidend, diese sofort und bewusst zur Seite zu legen, denn sie begünstigen eher noch die boshafte Wirkmächtigkeit. Warum? Erkennen wir zum Beispiele in einer aggressiven Antwort oder Zurückweisung, die wir geben, dass wir zu weit gegangen sind – meist als untrügliches Empfinden hinter unserer Wut –, dann setzen in der Regel sofort Schuldgefühle ein. Als nachfolgende Reaktion versuchen wir Schuld und Scham sofort zu verdrängen und als Kompensation eher noch einen Zahn an Wut oder Vorwürfen draufzulegen. Wird uns dieser automatische Ablaufmechanismus unverzüglich bewusst, könnte dies eine Deeskalation einleiten. Wir würden realisieren, dass hier „etwas" über die Stränge schlägt, ohne dass wir deswegen gleich beschämt in den Boden versinken müssten. Bleiben wir in der gewohnten Automatik stecken, springt unsere Gang (Selbstabwertung, Kritik, Zweifel usw.) sofort auf die Bosheit auf und schießt mit deren Saft und Kraft erbarmungslos gegen uns selbst. Daraus sehen wir, dass die Bosheit selbst nichts tun muss; wir tun es selbst, indem wir von einem Extrem ins andere fallen!

MB: *„Bosheit und ihre Energie haben in sich keine Geschichte. Nur wenn wir unsere Geschichten, Emotionen und Aggressionen damit verbinden, kreieren wir Geschichten, die in Gemeinheiten und schrecklichen Taten enden können.*

Das Neutralisieren funktioniert deswegen auch, weil im Vergleich mit dem Alltagsbewusstsein unser energetisches Bewusstsein mit der Ganzheit verbunden ist. Das bedeutet, dass wir mit allem in Verbindung gehen und ebenso uns von Energien und Inhalten, die uns und anderen schaden, zurückziehen können".

Je mehr wir die kleinen Möglichkeiten, in denen Bosheit mitschwingt, erkennen, desto größer wird der Abstand, den wir der Bosheit entgegenstellen. Das ist der Anfang, diese destruktive Energie zu neutralisieren, denn ein Rückzug ist auch dann möglich, wenn wir den zerstörerischen Sog der Anziehung spüren. Dies geschieht nicht nur mit der Willensentscheidung, sondern vor allem mit der Erkenntnis durch das *empfindende Bewusstsein* selbst, welches mit der Komplexität und den vorwegnehmenden Folgen durch seinen Ganzheitsaspekt verbunden ist (vgl. dazu Kapitel 6). Das Erkennen der unterliegenden Bosheit durch das empfindende Bewusstsein ist deswegen auch so wichtig, um Bosheit von Aggressionsformen und starken Affekten unterscheiden zu können. Letztere haben einen anderen menschlichen Hintergrund und Ursprung als die Qualität der Bosheit. Dieser Vorgang benötigt, wie so oft bei Bewusstseinserweiterungen die fortlaufende Wiederholung, bis er wie fast von selbst abläuft.

Fallbeispiel Andreas

Andreas suchte meine Hilfe aufgrund selbstkritischer Fragen und Zweifel zu seinem bisherigen Beziehungsleben. Nach einer gescheiterten langjährigen Ehe und ebenso seiner späteren Liebesbeziehungen, war er frustriert und fühlte sich leer. In seinem sozialen Umfeld wie auch im Berufsfeld sehr geschätzt und erfolgreich, plagten ihn dennoch starke Selbstvorwürfe. Er fühlte sich nicht beziehungsfähig, was er an der Erfahrung maß, dass er sich nie ganz auf eine Beziehung einlassen konnte. Er suche immer nach weiblicher Bestätigung, wie er erzählte und wenn er sie bekomme, sei er trotzdem nicht befriedigt. Seine Partnerinnen erfuhr er zum Teil als emotional und stimmungsmäßig instabil. So übernahm er stets die Rolle des Starken, Beschützers und Retters, bis ihm diese Rolle zu langweilig und die Beziehung damit unattraktiv wurde.

Reflexion und Einfluss des Beziehungsverhaltens der Eltern

Andreas war sehr selbstreflektierend, denn er wollte die tieferliegenden Gründe seines unglücklichen Beziehungslebens verstehen lernen. Seiner Ansicht nach resultierten bestimmte Verhaltensweisen nämlich aus seinen tristen Erfahrungen als Kind in Bezug zu seinen Eltern. Sein Vater war sehr autonom, ständig auf Achse, entweder in der Arbeit oder beim Sport und auch in wechselnden Außenbeziehungen. Die Mutter war angepasst, alles erduldend und verleugnend, selbst offensichtliche Kränkungen steckte sie einfach wortlos weg. Später, als Erwachsener, wurde Andreas bewusst, dass auch sie Liebschaften gehabt hatte. Beide Eltern sprachen weder über ihre Probleme und noch weniger über ihre Gefühle, obwohl diese maßgeblich die Familienatmosphäre prägten. Andreas litt sehr darunter und fühlte sich auch schuldig, nichts dagegen tun zu können. So beziehungslos wie seine Eltern zu sich selbst waren, so wenig Interesse und Einfühlsamkeit hatten sie für Andreas. Ein Beispiel war die Scheidung seiner Eltern. Als sie bereits vollzogen war, wurde Andreas von seinem Vater beiläufig an einer Tankstelle davon in Kenntnis gesetzt. Andreas war damals 15 Jahre alt und die psychosomatischen Auswirkungen dieses Ereignisses zeigten sich umgehend in akuten Rückenproblemen. Trotz Therapien, Sport und in späteren Jahren intensives Yoga kam er nie ganz davon los. Andreas gehörte schon immer zu den eher ängstlichen Typen und vermied deshalb bewusst bestimmte herausfordernde Situationen. Er entwickelte mit der Zeit sogar einen extremen Autonomiedrang, der ihn, zusammen mit der Tendenz, sich in Gesellschaft eher zurückzuziehen und seine Gefühle immer unter Kontrolle zu haben, sicherer und handlungsfähiger fühlen ließ. Tief in ihm hatte sich eine Einstellung etabliert, möglichst alle Aufgaben allein zu bewerkstelligen, um sich ja nicht auf andere verlassen zu müssen. Sei dies im privaten Leben oder bei der Arbeit.

Die Eltern-Kind-Prägung als Spiegel in der Gegenwart

Mit seiner geschiedenen Frau hat Andreas drei Kinder, deren Betreuung er zu 50 % übernimmt. Außerdem bekommt sie ein vereinbartes Jahresgehalt, das der Bezahlung einer guten Anstellung entspricht. Die gegenwärtige Partnerin, mit der er bereits mehrere Jahre zusammen ist, unterstützt er ebenfalls finanziell und, soweit es möglich ist, auch psychisch. Sie leidet an einer Erschöpfungsdepression, ist aber, laut Andreas' Aussage, auch sehr emotional fordernd und kann schnell in einen Affekt geraten, wenn er nicht ihren Erwartungen entspricht. Über längere Strecken konnte er dies jeweils gut (er)tragen, doch der Punkt, wo auch er sich überfordert fühlt, kommt in letzter Zeit in immer kürzeren Abständen. Dann zieht er sich jeweils aus der Beziehung zurück, woraufhin ihn umgehend Selbstvorwürfe und Schuldgefühle plagen.

In den ersten Sitzungen arbeitete ich bewusst mit Andreas' Körpersymptomen, die überwiegend Trauer und Verzweiflung aktivierten. Das Verweilen in dieser Erfahrung legte eine tiefere Schicht schmerzhafter Gefühle frei, die vor allem durch Minderwertigkeits- und Schuld-Prägungen gespeist wurden.

Das Einschleichen der Bosheit

Was sich in Andreas' Gefühlsdynamik sehr subtil und beinahe unbemerkt dazugesellte, war eine gewisse „Emotionslosigkeit", die sich bei mir selber als eine Art „aufkommende Langeweile" offenbarte. Ich ließ Andreas tiefer in sich hineinspüren und tatsächlich zeigte sich, dass er nebst seinen aufwühlenden Emotionen und

Gefühlen eine „kalte Leere" wahrnehmen konnte. Dies wiederum erschreckte ihn und aktivierte sofort seine ganze Palette der Selbstvorwürfe. Auch meine eigene innere Wahrnehmung änderte sich schlagartig. Wo ich mich eben noch über den Verbleib meines Mitgefühls wunderte, spürte ich einen deutlichen Impuls an Aggression sowie etwas „Warnendes" aufkommen. Erfahrungsgemäß weist mich eine solch deutliche Gefühlsschwankung darauf hin, dass auch bei meinem Gegenüber noch nicht alles an inneren Gegebenheiten „entdeckt" worden ist. Und tatsächlich: als ich zusammen mit Andreas hinter das Antlitz der Selbstvorwürfe blickte, konnten wir das wahre Gesicht der Selbstbeschuldigungen erkennen: Erwartungen und Aufforderungen, in Stresssituationen harmonischer und gelassener zu sein, weniger aggressiv und impulsgesteuert, mehr bei sich zu bleiben, sich wahrhaftig zu zeigen, Geduld und Achtsamkeit seinen Mitmenschen und auch seinen Kindern gegenüber zu pflegen und die alten typischen Männlichkeitsmuster und Machoklischees abzulegen. Alles Tugenden und Ansprüche, denen in anderen Kontexten zweifelsohne viel abzugewinnen ist. Hier jedoch kamen sie dermaßen unbezogen daher und in eine Richtung zielend, dass ich nicht nur verblüfft war, sondern es mich richtig schauderte. Erlebte ich doch Andreas als sehr gefühlvoll, warmherzig und weit entfernt von einem Macho oder lieblos sich aufplusternden Zeitgenossen. Allerdings schälte sich heraus, dass er offenbar nicht NEIN sagen konnte, ohne in der Folge in Scham- und Schuldgefühle zu fallen, wenn andere seine Meinung nicht teilten. Ich forderte ihn deshalb auf, nochmals lange in sich hineinzuspüren und versuchen herauszufinden, welche Gefühle diese hohen Ansprüche in ihm auslösten. Wie vermutet, stellte sich bei ihm die „kalte Leere" ein und bei mir verschwand wieder das Mitgefühl und Langeweile kam auf. Mehr noch: ich fühlte gar eine zynisch und arrogant unterlegte Geringschätzung gegenüber dem Zustand von Andreas. Eine klare Gegenübertragung offenbarte sich hier also und mir wurde bewusst, dass Andreas einer subtilen Bosheit aufsitzt, sobald seine Selbstabwertung auf vollen Touren läuft. Anstatt den scheinbar wohlwollenden Aufforderungen bewusst nachzugehen, schlug ich Andreas vor, diese energisch zur Seite zu stellen und wiederum sofort nachzuspüren, was dieser Akt in ihm auslöst. Siehe da, die „kalte Leere" in ihm schrumpfte, meine Langeweile und zynische Abwertung verschwanden und gingen übergangslos in eine Art „wachsame Aggression" über. Ich fühlte mich wie ein Wachhund, der dank seiner Witterung sofort Alarm schlägt, sobald etwas nicht stimmt. Andreas spürte ebenfalls eine sich ausbreitende, angenehme Stimmung, die ganz anders war als jene zuvor. Mit Tränen in den Augen sprach er von der Sehnsucht, endlich sich so geben zu können, wie er wirklich war. Hieß, nicht immer nur nett und freundlich und einfühlsam zu sein, so wie es die Leute erwarteten.

Sondern auf Forderungen oder Vorwürfe auch mal ruppig, wütend oder beleidigt reagieren zu dürfen. Ich spürte in dieser Sehnsucht eine derart tiefe Traurigkeit und Verlassenheit heraus, die Eisberge mit Leichtigkeit zum Schmelzen gebracht hätten. Das berührte mich sehr.

Erzwungene Werte und Einstellungen können zum Nährboden der Bosheit werden

Es zeigte sich bald, woher Andreas' Selbstvorwürfe ihre Legitimation nahmen. Andreas' Beziehungsumfeld bestand vornehmlich aus Menschen, die einen Lebensstil mit hohen Vorstellungen und Erwartungen in Beziehungen pflegten, denen allerdings viele von ihnen selbst nicht gerecht wurden. Zusätzlich besuchte er seit Jahren Yoga- und Meditationsseminare, die seine Erwartungen an sich selbst gegenüber verstärkten. In diesen Kreisen werden Haltungen geteilt und gefördert wie Achtsamkeit, Gelassenheit, Einfühlungsvermögen, Reflexion, sich verbinden mit positiven und konstruktiven Energien und Gefühlen, bewusste Abgrenzung, ohne deswegen aggressiv sein zu müssen, usw. Menschlich sehr hochstehende und dankenswerte Bestrebungen, nur, dass Andreas mit seinem Verhaltensmuster dadurch in ein immer größeres inneres Dilemma geriet:

- Andreas war es nur schwer möglich, seine eigenen Bedürfnisse und Vorstellungen klar zu vertreten, wenn sie nicht mit denen seines nahen Umfeldes übereinstimmten. Befeuert wurde dies durch sein Verlangen nach Bestätigung und liebevoller Anerkennung, die er als Kind und Jugendlicher kaum erlebt hatte. Er konnte als erwachsene Person also nicht authentisch sein, obwohl das für ihn eine der höchsten Tugenden war.
- Durch sein unendliches Bedürfnis nach Harmonie und Verständnis wurde jeder noch so schwache Impuls, aggressiv zu werden, im Keim erstickt. Gelang ihm das ausnahmsweise nicht, indem er mit Gereiztheit, Ungeduld oder Beziehungslangeweile reagierte, plagten ihn umgehend Selbstkritik und Zweifel.

Damit saß Andreas perfekt in der Falle! Seine innere Zerrissenheit war der ideale Nährboden für eine subtile Entfaltung der Bosheit.

Erfahrungsunterschied zwischen getarnter Bosheit und konstruktiver Aggression

In der therapeutischen Arbeit wurde Andreas immer klarer, wie lange er schon Frustration, Ärger und Wut einfach runtergeschluckt und verdrängt hatte. Es schmerzte ihn sehr, unter anderem zu realisieren, dass er damals, als ihn sein Vater an der Tankstelle über die Scheidung informierte, Mitleid mit seinen Eltern empfand. Obwohl er im Grunde zutiefst traurig, enttäuscht und wütend war. Doch damals habe er nur eines gedacht: „Meine Eltern sind halt auch nur Menschen". „Schwach, schwach, so schwach von ihnen", brach es aus ihm nun heraus und Jahrzehnte lang aufgestaute Wut und Traurigkeit kamen hoch. Aufgrund vorangegangener Therapiestunden wusste Andreas, dass es wichtig war, auf der Körperebene zu bleiben, durch diese Welle hindurchzugehen. Tief atmend, schnaubend und stöhnend saß er da und Tränen quollen aus seinen Augen. Ein sehr berührender Augenblick und ein dankbarer und reinigender ebenfalls. Und zwar für beide von uns. Das war ein Schlüsselerlebnis für Andreas. Er war fest gewillt, seine Befindlichkeiten künftig einzubringen und sich nicht mehr zu verstellen. Dabei sprach er wie von einer höheren Warte aus, die gleichzeitig aber mit ihm selbst tief in Verbindung stand. All das kam aus seinem ***empfindenden Bewusstsein***, das mit seiner Körpersensorik fest verankert war, welches auch diese klare Entscheidung hervorbringen konnte. Auch die „kalte Leere" und Selbstvorwürfe verblassten zunehmend: „Meine Gefühle und die Wut spüren sich so echt an; ich fühle mich lebendig und klar", umschrieb Andreas den abschließenden Körperzustand.

Eine entscheidende Erfahrung, die den wirkungsvollen Unterschied zeigt zwischen einer ***abgespalteten Aggression***, die von ***getarnter Bosheit*** subtil eingefärbt ist und einer ***authentischen Aggression***, die bewusst wahrgenommen wird und auf allen Ebenen zu mehr Klarheit und Erkenntnis führt.

Kapitel 10

Das geniale menschliche Bewusstsein – und sein fremdes Terrain

Klärung eines häufigen Missverständnisses

Im Laufe der Evolution hat sich das individuelle und kollektive Bewusstsein enorm weiterentwickelt, was einem Wunder gleichkommt. Unser rationaler Verstand mit der Fähigkeit zum logischen Denken, zur Interpretation, Analyse, Klassifikation, dem Ver- und Abgleichen mit bereits gespeicherten Erfahrungswerten und der daraus folgenden Vernunft, ist eine einmalige Errungenschaft, die auf unseren Planeten ihresgleichen sucht. Die großen Forschungsergebnisse und Auseinandersetzungen aus den Naturwissenschaften, der Mathematik, Medizin, bis zu den Geisteswissenschaften, der Philosophie und Metaphysik waren und sind genial. Wir Menschen scheinen in der Natur über andere Lebewesen hinauszuragen und haben darin, zumindest geistig, eine Sonderstellung. Nach R. Mausfelds Ausführungen hängt dies mit der Gehirnorganisation im Verlaufe der Evolutionsgeschichte zusammen:

(in der) *„[...] einige unserer Kapazitäten sich von einer rigiden Instinktbindung – die laufen ja nicht mehr mechanisch und starr ab – befreit haben, zu einer einzigartigen Befähigung, zum symbolischen Operieren. [...] Unser Geist hat einen Trick gefunden, sich von der Starrheit interner, rigider Mechanismen zu lösen, symbolisch zu operieren* *und auf diese Weise sich mit allen möglichen anderen Aspekten unseres Geistes kombinieren zu können – in einer unendlichen Vielzahl an Kombinationen. Wir kriegen plötzlich ein unglaublich schöpferisches Potential, durch dieses symbolische Operieren. Der Mensch als einziges Wesen in der Natur verfügt über eine unbegrenzte Kreativität und Vielfalt geistiger Leistungen*“[39].

Anscheinend geschah bei unserer evolutionären Gehirnentwicklung ein genialer Quantensprung:

(der) “*[...] einige psychische Funktionen einfach entkoppelt und freigesetzt hat – sie sind nicht mehr eingebunden, sie sind freigesetzt. Darauf beruht alles an schöpferischen Leistungen. Die Erfindung der Schrift, die Erfindung von Techniken, Werkzeuggebrauch, Kunst, Musik und auch das Potential zu einem schöpferischen Umgang mit Formen der Gesellschaftsorganisation. [...] Wir haben ein unerschöpfliches Potential der Möglichkeiten unsere Gesellschaft zu organisieren. Humboldt hatte den Witz der Lage schon früh erkannt, er sagte: 'Der Mensch ist in der Lage von endlichen Mitteln unendlichen Gebrauch zu machen' (Dito, R.Mausfeld)*“.

Unser geistiges Potential besitzt dadurch die Möglichkeit, über sich selbst hinauszugehen und eine weitere Ebene einzunehmen, die als Metakognition (Reflexion über Reflexion) bezeichnet wird. Damit ist die Reflexion über eigene Gedanken, Meinungen, Einstellungen sowie der Aufmerksamkeit und Kreativität[40] gemeint. Das bedeutet, nicht nur die zu erforschende Aufgabe mit den Ideen, der Vorgehensweise und dem Ziel dazu bewusst zu machen, sondern zusätzlich das Denken und die Logik des Forschenden, dessen Werte, Einstellungen und Ausrichtungen zu erfassen. Die daraus hervorgehende Bewusstseinsebene ist mehr als die Summe der vorhergehenden Stufen. Nur dank dieser Bewusstseinsstufe wurde die Berechnung und Erforschung der Quantenmechanik erst ermöglicht. Auf dieser Ebene konnten Lösungen für sich widersprechende und physikalisch unauflösbare Ergebnisse gefunden werden. Das Verstehen und Auflösen des Problems im berühmten Doppelspaltexperiment des Lichtes ist so eine gigantische Geistesleistung auf dem Gebiet der theoretischen Physik. Nicht umsonst wurden so genialen Denker:innen und Naturwissenschaftler:innen wie Albert Einstein, Maria Goeppert-Mayer und vielen anderen, zuletzt 2023 Anton Zeiliger, verdient der Nobelpreis verliehen. Unser gesamter Fortschritt, rationaler und technischer Natur, ist davon geprägt. Sowohl kollektiv wie individuell beeinflusst diese rasante Entwicklung auch unser soziales Umfeld mit Auswirkungen auf Beziehungskultur und Lebensführung.

Rationales Denken und Vorstellungen – ein mehrfaches Dilemma

Aus dieser höchst entwickelten Perspektive unseres verstandesmäßigen Denkens gleicht das Erfassen der Qualität und Kompetenzen unserer körpersensorischen Bereiche dem Verstehen einer Fremdsprache. Unsere Rationalität kann mit Empfindungen, Stimmungen, Atmosphären, Gefühlen und Emotionen – ganz zu schweigen von Aggressionen – erwiesenermaßen wenig bis gar nichts anfangen. Die körpersensorischen Bereiche verfügen nicht über eine Sprache im Sinne des Verstandes, der Logik, des Klassifizierens oder Einteilens. Das bedeutet im Klartext:

„Körpersensorische Zustände drücken sich nicht als Wort- und Begriffssprache aus. ***Ihre Qualitäten und Reaktionen werden empfindend, spürend und fühlend vermittelt.*** Das ist eine Ausdrucksebene, für die unser begriffliches Denken erst eine Übersetzung in die rationale Verstandessprache benötigt“.

Für diese körpersensorischen Qualitäten existieren zwar auch Begriffe, Einteilungen und Wertungen, die automatisch vom Denken vorgenommen werden. Trotzdem bleibt dem rationalen Verstand das Dilemma in mehrfacher Hinsicht bestehen:

- Das Denken kann die Qualität der körpersensorischen Bereiche und deren Wert im Zusammenhang mit dem Gesamtkontext nur erdenken, rational erfassen und verstehen, jedoch *niemals empfinden, erfühlen und erspüren.* Schon die sprachliche Benennung lässt erkennen, dass diese Verben für unsere Rationalität nicht vorgesehen sind.
- Damit unser Denken diese schwierige Aufgabe trotzdem in Angriff nehmen kann, müsste es für kurze Zeit auf Stand-by gesetzt werden und seine Vorherrschaft damit abgeben. Das wiederum würde bedeuten, die Dominanz den körpersensorischen Bereichen zu überlassen und solange nicht zu interpretieren, analysieren und werten, bis sich die uns inne liegende Qualität der Körpersensorik für unseren Verstand wie von selbst übersetzt. Ein äußerst bedrohlicher und fast unzumutbarer Akt für unseren Denkapparat, der dadurch Kontrolle, Macht und Sicherheit abgeben müsste, die er aufgrund seiner Werkzeuge und Möglichkeiten (Logik, Analyse, Vorstellung, Abgleichung, Einteilung etc.) besitzt. Dagegen formiert sich Widerstand, weil Kontrolle und Sicherheit an einen Bereich abzugeben, den man zwar

benennen und kategorisieren, aber im Grunde nicht wirklich verstehen kann, käme einem Kamikaze gleich.

- Gesellschaft und Wissenschaft legen keinen Wert auf Bauchgefühle, denn relevant ist in erster Linie das gedankliche Erfassen mit Vorstellungen (Hören und Sehen bzw. Denken und Bilder). Nicht zuletzt aus neurobiologischer Sicht, wegen der primären Anpassung an die Umwelt. Das zeigt sich klar an den Vorgehensweisen bei Gerichtsprozessen. Kein Richter würde nachstehende Aussagen als triftigen Beweisgrund einer strafbaren Handlung akzeptieren:
„Ich hatte so ein Gefühl, er würde eine Waffe ziehen, deswegen schlug ich zu“ oder „Ich spürte eine starke Empfindung, er würde ...“ oder „In der bedrohlichen Atmosphäre empfand ich sofort seine gewalttätige Absicht, deshalb zog ich die Waffe...“usw. Jeder Richter würde die Frage stellen: «Was genau haben sie gesehen und gehört“? Es zählen traditionellerweise also Beweise, die sichtbar oder hörbar waren oder sich deutlich aus einer Handlung ergeben. Bauchgefühle sind auf Grund der 5 Bereiche der Körpersensorik schwieriger nachzuvollziehen, vor allem wenn sie undifferenziert wahrgenommen werden und es keine objektiven Kriterien dafür gibt. Wir wurden und sind nicht kollektiv trainiert darauf und damit bekleiden sie eine Nebenrolle. Trotz des Umstandes, dass sie permanent, also Tag und Nacht, in und um uns herum aufscheinen und zumindest bei jedem Denken, Sehen und Hören automatisch in Erscheinung treten.

› Analogie einer ungewöhnlichen Arztkonsultation:

Nehmen wir an, Sie würden auf Grund bestehender Übelkeitssymptome besorgt Ihren Hausarzt aufsuchen. Dieser würde genau wissen wollen, wie lange sie diese bereits haben, wie stark die Symptome sind, er würde den Verdauungstrakt sowie Kreislaufsystem und andere Organsysteme genauer unter die Lupe nehmen. Ebenso wie die Befragung nach Essgewohnheiten, die Lebenssituation, Stressfaktoren usw. Nach der ausführlichen Anamnese würde er sein Wissen und seine Erfahrungswerte zu Rate ziehen, um die mögliche Ursache und Behandlungsstrategie einzugrenzen. Ein üblicher Konsultationsablauf also.

Eher unüblich wäre für einen klassischen Schulmediziner folgender Ablauf:

Er stellt die gleichen Fragen zu Ihren Beschwerden und nimmt sich vom allerersten Augenblick an die nötige Zeit, um die Beschreibung der Symptome auf sich wirken zu lassen und sich in das Beschwerdebild so einzufühlen, als hätte auch er ihre Symptome. Dazu würde er versuchen, so lange wie nötig im *vertieften Spüren* Ihrer Übelkeitssymptome verweilen, um deren *Empfindungsqualität* genau zu erfassen, bis sich seinem Verstand eine intuitive Erkenntnis von der Aussagequalität, den Zusammenhängen und möglicher Behandlungsrichtung offenbart. Als Folge von dieser „gefühlten Analyse" seinerseits, würde er Ihnen anschließend vielleicht ans Herz legen, Ihre Beziehungen ein wenig unter die Lupe zu nehmen, oder Ihre Lebenseinstellung zu überdenken oder Ihrer Sehnsucht und Ihren Visionen zu folgen oder auch einfach eine Diät anzufangen. Natürlich würde er Ihnen auch Medikamente zur Unterstützung mitgeben. Aber nur, falls nötig…!

Diese Art des Erfühlens und Empfindens wäre gemäß unserem Habitus und Empfinden wohl in der Tat mehr als merkwürdig und dem Arzt könnte so eine Vorgehensweise gar den Ruf eines Scharlatans einbringen. Aus der Sicht der Schulmedizin würde ein solches Vorgehen weder auf medizinisch-wissenschaftlichen Erkenntnisgrundlagen erfolgen noch würde der diagnostische und therapeutische Prozess evidenzbasiert sein.

> **Die Speicher-, Vergleichs- und Abruffunktion unseres Gehirns:** Die universitäre Schulmedizin fordert, dass eine medizinische Behandlung nach Möglichkeit auf der Grundlage von medizinisch nachgewiesener Wirksamkeit getroffen werden soll. Deren Basis sind die akribisch geführten Untersuchungen und Forschungen über Ursache- und Wirkungszusammenhänge von Symptomen und Krankheiten. Damit auf dieses Wissen, das dann als wissenschaftlich gesichert gilt, zurückgegriffen werden kann. Selbst wenn eine Ärztin aus intuitiven Eingebungen ihrer jahrzehntelangen Tätigkeit schöpft, so wird dies größtenteils aus gespeicherten Erfahrungswerten betrachtet und nicht aus den im Moment empfundenen Erkenntnissen und Behandlungsanweisungen der Körpersensorik ihrer Patient:innen.
So ähnlich geht es dem rationalen Denken in Bezug zur Körpersensorik. Es wird alles getan, um die damit verbundenen Erscheinungen und Manifestationen der EGESA wie in einer Bibliothek *mental im Gehirn* abzuspeichern und als Vorlage bereit zu halten. Diese Vorlagen werden automatisch abgerufen und mit aktuell auftretenden EGESA verglichen. Diese gelten folglich als Grundlage für Analyse und nachfolgender Interpretation. So wichtig wissenschaftlich präzis ausgewertete Vergleichsmerkmale in der Tat auch sind: *Bezogen auf*

die Körpersensorik kann der Vergleich genau passen, aber genauso völlig daneben liegen. Was nämlich eine Vergleichsmethode nicht erfassen kann, sind die jeweiligen Hinweise der Körperempfindung und deren Qualität in Zusammenhang mit der jeweiligen Emotion, Stimmung usw. **und** dem äußeren Gesamtkontext, in dem sie in Erscheinung treten. Hinzu kommt, ob diese Qualitäten sich auf ein momentanes Ereignis beziehen oder aus aktivierten alten Prägungserfahrungen stammen, oder sich auf zukünftige Auswirkungen und Folgen beziehen.

> **Ein ähnliches Gedankendilemma existiert in der Spiritualität:** Das Problem, der Körpersensorik grundsätzlich für kurze Zeit die Dominanz zu überlassen, ist auch in vielen spirituellen Schulen altbekannt. Dort ist der Widerstand des Egos – als das Ich, das eine Vorstellung von sich hat – noch virulenter als in diesen kurzen Zeiträumen innerhalb eines therapeutischen Prozesses. Für unser denkendes Ich ist die Vorstellung der Erfahrung einer Leere, der empfundenen Begegnung mit einem Nichts, einer totalen Stille oder eines sogenannten Non-Dualen Seinszustandes, bedrohlich und angstbesetzt. Nur schon das gefühlte Aufgehoben Sein in den vertrauten Polaritäten unserer dualen Welt zu verlieren – gut/schlecht, richtig/falsch, bewusst/unbewusst usw. – und in einen veränderten Bewusstseinszustand zu geraten, hieße auch hier, die Kontrolle über die vertraute Welt zu verlieren und unser Ich wäre einem Zustand ausgeliefert, den es weder begreifen noch dessen Energiezustand erfassen kann. Überflutungsvorstellungen, darin verloren zu gehen, verrückt zu werden, nicht mehr derselbe Mensch wie zuvor zu sein und viele andere irrationale Zustandsfolgen treten demgegenüber zutage. Die Kontrolle und das Vertrauen diesem unbekannten Bereich zu überlassen und sich einfach mal auf diese Energieschwingungen einzulassen, aktivieren zusätzliche Befürchtungen, Ängste und Widerstände.

Selbst bei erfahrenen Meditierenden kommt – wenn auch oft erst in einer späteren Phase – der alles (über)denkende und kommentierende Beobachter in die Quere. Auch da offenbart sich die unbedingte Kontrolle unseres rationalen Verstandes, selbst wenn es nur um das Kommentieren dessen geht, was er meint zu verstehen.

Die unbegreifliche Natur der Bauchgefühle machen sie zum Sündenbock

Differenzierte Bauchgefühle denken *nicht im logisch-linearen Sinne*, sondern senden Signale aus den fünf körpersensorischen Bereichen und besitzen gegenüber der Rationalität eine situative Wahrnehmung, die ihr weit voraus ist. Sie wäre grundwichtig für Planung und Entscheidung – die Planung selbst ist jedoch Sache der linearen Kognition. Daher ist ihre Abwertung im Sinne einer niedrigeren Rangordnung nicht richtig, weil Bauchgefühle ganz andere Aufgaben haben als das Denken. Das Ernstnehmen ihrer Reaktionen als Antworten und Signale für unsere Denkschablonen wäre absolut bedeutungsvoll.

Bei denselben Bauchgefühlen kann es sich um jene handeln, die nicht aus der gegenwärtigen Situation stammen und dann nicht dem Ereignis angemessen sind. Sie sind Reaktionen aus aktivierten Prägungsmustern, frühen Erfahrungen und Abwehrmustern. Sie sind oft ein Schutz, indem sie im Auftrag der alten Erfahrungsmuster auftreten, um erneute schmerzhafte Erfahrungen zu vermeiden. Dabei blicken diese alarmierten Vergangenheitserfahrungen durch die Brille der emotionalen Vergangenheit auf die Gegenwart und aktivieren automatisch dazugehörige Bauchgefühle. Diese Wahrnehmungsverzerrung geschieht auf Grund einer Ähnlichkeit der Gegenwartssituation mit der alten Vergangenheitserfahrung, auch wenn sie mit der ursprünglichen Erfahrung nichts zu tun hat. Daraus wird klar ersichtlich, dass es sich um abgespeichertes Erfahrungswissen handelt, das durch die Ähnlichkeit der Gegenwartssituation in Erinnerung gerufen und aktiviert wird. Auch wenn dieser Vorgang unbewusst geschieht, so geht er von einem gedanklich gespeicherten Wissen aus und nicht von den Bauchgefühlen selbst. Diese sind automatisch aktivierte Reaktionen der Körpersensorik, die als Ausdrucks-, Abwehr und Schutzfunktion damals aktiviert wurden. Deshalb ist es grundfalsch, sie als negative Bauchgefühle abzutun und ihnen als falsche Reaktionen die Schuld zu geben. Das Fatale zuungunsten der Bauchgefühle ist der Umstand, dass, wenn sie aus alten Erfahrungen stammen, sie als erstes in Erscheinung treten. Die dahinterstehende gedanklich und bildlich gespeicherte Erfahrung tritt meist verzögert oder erst viel später ins Bewusstsein.

„Damit werden die Bauchgefühle zum Sündenbock der falschen Reaktionen, weil vordergründig nur sie gefühlt und in ihrem Ausdruck gesehen werden".

Dabei lässt sich mit ein bisschen Übung schnell der Unterschied feststellen, ob Bauchgefühle eine aktivierte Reaktion von früher sind oder ausschließlich als Reaktion dem Gegenwartsereignis dienen.

Aktivierte Vergangenheitserfahrungen äußern sich als gefühlte Prägungen

Die Macht aktivierter alter Prägungs- und Verhaltensmuster wird durch die damit verbundenen Körper- und Abwehrreaktionen – also EGESA und Aggressionsformen - signalisiert. Diese verfestigen permanent das gesamte System um die alten gespeicherten Erfahrungsreaktionen und sind längst aktiviert, bevor wir die Wiederholung des alten Systems überhaupt realisieren. Unsere situationsbezogene Körpererinnerung ist viel schneller als unser Alltagsbewusstsein, deshalb tauchen die darunterliegenden Botschaften nicht als innere, sprachliche Äußerungen oder Denkmuster auf. Die Körpersensorik ist nicht in der Lage, zwischen Vergangenheit und Gegenwart zu unterscheiden, nachdem auf dieser Ebene Zeit und Raum in der linearen Form unseres Bewusstseins nicht existiert. Ein Auslöser in der Gegenwart kann deshalb auf der Körperreaktionsebene genauso bedrohlich empfunden werden wie die ursprüngliche Erfahrung aus der Vergangenheit:

„Die zeitliche und räumliche Gleichzeitigkeit führt zu dem fatalen Missverständnis in der Interpretation der Körpersensorik und Bauchgefühle im Alltagsgeschehen. Sie werden als das Übel identifiziert, wenn sie sich als falsch in Bezug auf die Gegenwartssituation erweisen“.

Kollektive und individuelle Einstellungen, Überzeugungen und Wertehaltungen aus Erfahrungsprägungen werden klarerweise in sprachlicher Form dargestellt und weitergegeben. Für die allgemeine Verständigung ist die sprachliche Form unerlässlich. Im Alltag tauchen Einstellungen und Wertehaltungen jedoch nicht als Satzmuster auf, sondern manifestieren sich umgekehrt zuerst auf einer körpersensorischen Ebene, als Körperempfindung, Gefühl, Emotion oder Stimmung. *Verinnerlichte Überzeugungen, Denkmuster, Erfahrungs-, Schutz- und Abwehrreaktionen sind somit gefühlte Prägungen.*

Erst wenn ich sie wahrnehme, kommt die darunterliegende Einstellung zum Vorschein und wird unserem Tagesbewusstsein in Form von linearen Gedanken übersetzt.

Mit der Erkenntnis über dieses verbreitete Missverständnis und dessen falsche Schlussfolgerung auf den Lebensalltag wird auch nachstehende Tendenz verständlich: Es handelt sich um unsere Neigung, in vertrauten und gewohnten Systemen und Identifikationen zu verharren. Erreicht etwas Neues, scheinbar Unpassendes, unser tief verankertes System, wird es durch unsere Identität zuerst einmal abgewehrt. Selbst dann, wenn das Neue einen besseren Ersatz für das Alte bietet.

Für unser vorherrschendes System stellen unbekannte Neuerungen meistens eine Bedrohung dar, ähnlich der Angst vor dem Fremden. Ein Phänomen, das in der Sozialpsychologie gut erforscht ist. Die Abwehr neuer Inhalte und Körperzustände kann sich in Gedanken, Gefühlen, energetisch und in Träumen manifestieren.

Körpersensorik und EGESA sind viel älter als Verstand und Logik

Warum EGESA und Aggressionsformen schneller ins Bewusstsein treten als die erinnerten Erfahrungsprägungen, hängt einerseits mit der Schutz- und Abwehrfunktion gegenüber vor allem negativen und unangenehmen Erlebnissen zusammen. Anderseits sind lange, bevor die sich Fähigkeit des begrifflichen und reflektierenden Denkens herausgebildet hat, Säuglinge bereits kurz nach der Geburt (in rudimentärer Form bereits im Mutterleib) in der Lage, grundlegende Bedürfnisse und EGESA wahrzunehmen. Das bedeutet, dass EGESA viel älter und tief verankerter sind als denkendes Verstehen und Logik. EGESA sind per se viel schneller als unser Verstand, das sehen wir bei reflexartigen Reaktionen, bei denen der Verstand als Zeitverzögerung im Wege wäre und deshalb ganz kurz wie ausgeschaltet scheint.

Weshalb wir umgekehrt in Denkprozessen und Dialogen oft keine Wahrnehmung über unsere Körperreaktionen besitzen, hat mit der starken Dominanz unseres Verstandes zu tun. Unsere Körpersensorik ist zwar älter und reagiert schneller als unser Bewusstsein und in Folge vor dem bewussten Erfassen einer Situation aktiv. Trotzdem ordnet unsere Kultur den Gefühls- und Empfindungsbereich auch in Beziehungen dem Denken und der Kognition unter. Nachdem uns das schnelle Erfassen einer Körpererfahrung nicht beigebracht wurde, sind wir darin ungeübt, im Vergleich zu unseren permanent ablaufenden Denkvorgängen. Das erklärt auch den subjektiven Eindruck, dass uns die Reaktionsfähigkeit des Verstandes im Allgemeinen wesentlich schneller vorkommt als unsere bewusste Körperwahrnehmung. Dabei hat die empfindende Körpersensorik noch den Vorteil, in enger Verknüpfung mit dem Körperbewusstsein selbst, beziehungsweise im empfindenden Bewusstsein zu stehen. Körpersensorisch können wir daher auf Situationen nicht nur reaktiv und damit im Nachvollzug, sondern auch situativ reagieren. Was die Erfassung einer Situation als Ganzes bedeutet, sogar bereits im Voraus des Geschehens. Das beinhaltet ein Gewahrsein und komplexes Erkennen auf einer Empfindungsebene, das weit über das hinausgeht, was im Allgemeinen als Spektrum der Körpersensorik gesehen wird.

Die gegenseitige Abhängigkeit von Verstand und Körpersensorik

Wie bereits geschildert, können sich Verstand und Körpersensorik gegenseitig nicht entziehen, solange die gegenseitigen Reaktionen automatisch ablaufen. Weder können wir uns zwingen, Denkvorgänge nur sachlich ablaufen zu lassen und dabei *keine* Gefühle, Emotionen etc. zu aktivieren. Noch sind wir umgekehrt in der Lage, *unsere Körpersensorik daran zu hindern*, automatisch mit Empfindungen, Gefühlen etc. auf unsere Denkprozesse zu reagieren. Beide sind voneinander abhängig, nur dass im Alltag, schon aus den Lebensnotwendigkeiten her, Verstand und Vernunft die meiste Zeit, zumindest vordergründig, dominieren.

Ein Teil der Körpersensorik ist nicht vom Denken vereinnahmt

Es gibt jedoch einen zum Grossteil unbewussten oder verdrängten körpersensorischen Bereich, der sich nicht nur der Kontrolle des Denkens entzieht, sondern auch unterschiedliche bis entgegengesetzte Reaktionen und Qualitäten den Denk- und Verstandesprozessen und deren Mustern gegenüberstellt. Es sind die analogen, nonverbalen Körpersignale, die sich zu den bewussten Denkvorgängen in Mimik, Gestik, Haltung, Bewegung, Stimmung usw. unbewusst ausdrücken. Sie sind nicht kongruent mit Vorstellungen, Denken und Vernunft, die vordergründig dominieren und wir sind damit auch nicht identifiziert. Sie stammen aus dem riesigen Bereich der Körpersensorik und den Aggressionsformen und werden als Doppelsignale oder Doppelbotschaften bezeichnet, weil sie mit unserem rationalen Verstand nicht übereinstimmen und dadurch eine zweischneidige und verwirrende Kommunikation verursachen [41]. All diese inkongruenten Signale der Körpersensorik werden vom dominierenden Verstand in den altbekannten Eintopf der Bauchgefühle abgelegt.

Fallbeispiel Ron

Ron war Fan einer bestimmten Automarke, von denen er zu seinem Alltagsauto zusätzlich noch drei seltene Exemplare besaß. Darüber hinaus gehörten ihm zwei Motorräder älteren Baujahres, ebenfalls Raritäten, die mit den drei Autos in zwei Garagen untergebracht waren. Alle 5 Fahrzeuge befanden sich in einem Topzustand, sämtliche Teile, die stärker verbraucht waren, hatte er ersetzen lassen. Ron liebte diese schönen Modelle und man hätte meinen können, sie seien nebst seiner Partnerin und seinen drei Kindern im jugendlichen Alter, weitere Familienmitglieder. Er war sehr stolz auf diese Errungenschaften, trotzdem prahlte er nicht damit herum, im Gegenteil, nur wenige im Bekanntenkreis wussten davon. Für ihn war es ein ganz persönlicher, ja fast schon „intimer" Akt, wenn er in die Garage ging und voller Freude seine großartigen Fahrzeuge begutachtete. Die Produktionsfirma, in der Ron als hochbezahlter technischer Spezialist tätig war, ging in Konkurs und an der neuen Arbeitsstelle, die er fand, war sein Lohn um einiges niedriger als bisher. Obwohl auch seine Partnerin als Teilzeitangestellte etwas dazu verdiente, reichte das Geld für eine Familie mit drei heranwachsenden und in Ausbildung stehenden Jugendlichen sowie den Kosten für Haus und Alltagsleben nur mehr knapp aus. Es blieb nichts anderes übrig, als zu sparen und Kosten zu reduzieren und damit stand unweigerlich die Frage betreffend Rons fünf Fahrzeugen im Raum. Er hatte sie Im Laufe der Jahre nach und nach erworben und dafür viel Geld bezahlt. Zusätzlich gesellten sich fortlaufende Erhaltungs-, Wartungs- und Versicherungskosten dazu, die auch nicht unwesentlich das Budget belasteten. Die Veräußerung nur schon von zwei Autos und einem Motorrad, hätte bereits eine große finanzielle Erleichterung gebracht, zumal sie in der Zwischenzeit gesuchte Raritäten waren.

Kompensationsprägung für das Fehlen grundlegender menschlicher Zuwendung

In Ron sträubte sich alles gegen die Vorstellung, eines seiner Schätze weggeben zu müssen – für ihn ein absolutes No-Go. Seine Partnerin hatte, solange es finanzierbar gewesen war, großes Verständnis für seine Leidenschaft und wusste auch, wie emotional wichtig ihm seine Autos und Motorräder waren. In dieser finanziellen Not jedoch brachte sie das heikle Thema vorsichtig, aber doch öfters zur Sprache. Ron war keineswegs kostenblind und erschrak innerlich selbst ob seinem kategorischen Nein gegenüber einem Verkauf. Obwohl er seiner Familie alle möglichen Gründe und Ausreden präsentieren konnte, das Thema auf andere

Sparobjekte zu lenken, wusste er, dass er diesen inneren Widerstand und seine hartnäckige Weigerung genauer unter die Lupe nehmen musste.

Ron ahnte schon lange, dass es sich dabei um ein Kompensationsverhalten aus seiner Kindheit handeln könnte. Von Kindsbeinen an bis ins Erwachsenenalter fühlte er sich als Individuum weder gesehen noch geschätzt und schon gar nicht gewürdigt. Liebe, Zuneigung und Geborgenheit waren Ron praktisch unbekannt. Vor allem seine Mutter hatte (und hegt noch heute) Erwartungen an ihn, deren Erfüllung sie für selbstverständlich hielt und bei denen es nur um sie ging. Trotz oder gerade wegen dieser tristen Situation hatte sich Ron, zum grossen Missfallen seines Vaters, und noch bevor er den Führerschein besass, ein altes Auto zugelegt, an dem er mit Begeisterung herumbastelte. Diese Leidenschaft blieb bestehen und gipfelte in den besagten 5 Raritäten, die er nach seinem persönlichen Gusto ausgewählt und hergerichtet hatte, hegte und pflegte. Ron wusste nicht nur, sondern *fühlte* es bis in seinen innersten Kern, was all die Attribute, die er seinen Fahrzeugen zusprach, sowie dieser tiefe emotionale Bezug, im Grunde genommen bedeuteten. Schmerzlich realisierte er, wie stark sie als Kompensation für die fehlende Erfahrung standen, etwas Eigenes besitzen zu dürfen! Etwas, das ihn ganz persönlich und unverwüstlich erfüllte. Aufgrund dieser für ihn sehr schmerzhaften und traurigen Zusammenhänge konnte Ron nach und nach auch sein kategorisches Nein fühlen und auch, wie es durch die Arbeit milder geworden war. Er begriff auch, dass er sich selbst gegenüber viel Verständnis aufbringen musste, um sich mit der Zeit von dieser eingefleischten Fixierung lösen zu können. Dafür war es auch notwendig, dass er wiederholt seine emotionale Bindung bewusst zu spüren versuchte, um sich auf der Erwachsenenebene davon lösen zu können.

Kapitel 11

Die Saugkraft aufgestauter und reaktiver Lebensenergie

Einseitige Unrechtlogik und Folgen der inferioren Machtposition

Hinter Konflikten, Streit und Zerwürfnissen in Beziehungen steht immer ein subjektiv gefühltes Unrecht, eine Kränkung, Enttäuschung, Verletzung etc. Unabhängig davon, ob zu Recht oder zu Unrecht, oder kompensiert für ein anderes Unrecht, oder einseitig interpretiert, ausgelagert oder projiziert. Im Streit geht es meistens um recht haben, nicht schuldig sein und der daraus resultierenden, meist unbewussten, inferioren Machtposition. Wenn sich bestimmte Streitpunkte wiederholen und beide Parteien gekränkt und wütend sind, nehmen beide eine Position ein, aus der sie der anderen Seite Unverständnis, Respektlosigkeit, Rücksichtslosigkeit, Gemeinheit und vieles andere mehr vorwerfen. Und beide Parteien fordern vom anderen – jeweils auf ihre Art – gleichzeitig ein anderes Verhalten, den Willen zur Deeskalation und Befriedung, mehr aktives Zuhören und mehr Respekt sowie Verständnis für den Standpunkt des anderen. Die tiefergehende und entscheidende, körpersensorische Frage, die sich beide Seiten stellen müssten, bleibt auf privatem und beruflichem Terrain ungestellt:

„Was ist es denn genau, das den Streit für mich so verletzend, unversöhnlich, entwertend, eskalierend, demütigend und gemein werden lässt?“

Es ist schlichtweg ***die*** Kernfrage, durch die unsere ***wahren*** Hintergründe und Prägungen zum Vorschein kommen. Sie zementieren die Polarisation (Unversöhnlichkeit) im Beziehungsstreit durch ständigen Aggressionsnachschub, was auf Dauer zur Eskalation führt.

Der Einfluss sozialer Medien

Das Informations- und Meinungsbombardement durch soziale Medien, in denen auch zunehmend die Leitmedien online mitmischen, ist allgegenwärtig und hat einen nicht zu unterschätzenden Einfluss auf unser Verhalten, unsere Vorstellungen sowie die Meinungs- und Identitätsbildung So ist es unter anderem hinlänglich bekannt, dass selbst eine bewiesene Lüge auf Dauer in unserem Gehirn als Wahrheit abgespeichert werden kann (und wird!), wird sie nur oft genug wiederholt. Vielen Menschen fällt es nicht einfach, diesem moralisch untermauerten Druck standzuhalten, noch dazu, wenn er x-fach mehr Argumente bereithält, als wir in der Lage sind, entgegenzuhalten. Die Angst, nicht mehr verstanden und akzeptiert zu werden oder online einem Shitstorm zu erleben, lässt schnell die Forderung nach Mut und Zivilcourage verblassen. Soziale Medien sind sehr linear ausgerichtet und formen dahingehend auch ihre Berichterstattung, auch wenn sie sich pluralistische Meinungsvielfalt auf die Fahnen schreiben:

Leider übersehen wir, dass ein ständiges Wiederholen einer moralisch einseitigen Meinungs- und Wertehoheit führender sozialer Medien uns auf Dauer zu moralischen Werteopportunisten formt. Wir werden mit der Zeit nicht nur gegenüber Andersdenkenden selbstgerecht und betriebsblind, sondern haben kaum mehr Zugriff zu unserem vertieften Spüren und folglich dem empfindenden Bewusstsein. Der Verlust dieser zentralen Regulationsinstanz kommt einem menschlichen und ethischen Verlust gleich.

Der Sog moralischer Überlegenheit und Selbstgerechtigkeit

Seit längerem hat sich auf den führenden Social-Media-Plattformen wie Facebook, „X“ (früher Twitter), Tic Toc, Telegram oder YouTube und gleichzeitig dazu in der Mobiltelefonie (WhatsApp) eine einseitige Meinungs- und Reaktionskultur etabliert. Sie beansprucht – parallel zum sonst freien Meinungsaustausch und auch offener Dialogbereitschaft – für sich die moralische Legitimation, auf sozialen und politischen Ebenen einseitig zu bewerten, was nicht korrekt und damit falsch ist. Diese Einstellung kennt keine Toleranz gegenüber anderen Sichtweisen und Anschauungen, die nicht dem vorherrschenden Meinungsstrom der jeweiligen „User-Gemeinde" entsprechen. In einer Haltung von selbstgerechter Empörung reicht das Spektrum von vernichtender Kritik und haltlosen Unterstellungen über persönliche Beleidigung und Entwertung bis hin zu Hetze, Ächtung und Hasskampagnen (Hatespeech). Damit wird nicht nur eine andere Meinung und Haltung abqualifiziert und in Verruf gebracht, sondern die Menschen dahinter zu Unpersonen erklärt, um sie dann medial und sozial auszuschließen (canceln). Obschon nur ein Teil der regelmäßigen Nutzer:innen dieser medialen Plattformen eine Tendenz zu dieser einseitigen Haltung besitzt, so trägt dieser wesentlich zu einer Mainstreamhaltung (als vorherrschende gesellschaftspolitische, wirtschaftliche oder kulturelle Ausrichtung) bei, die, besonders in schwierigen Zeiten, andere Meinungen an ihren Rändern immer weniger toleriert. Das hat nichts zu tun mit der ursprünglichen Idee von Cancel Culture, die dazu gedacht war, jenen Kreisen eine Stimme und moralische Unterstützung via Internetplattformen zu geben, die Rassismus, Sexismus und Diskriminierung jeglicher Art ausgesetzt sind und sich oft dagegen nicht wehren können. Hier geht es darum, dass nicht sein soll, was nicht sein darf und daher weg muss.

Auf berechtigte Kritik gegenüber dieser engstirnigen und undemokratischen Tendenz wird meist mit überzeichneter Gegenkritik reagiert, mit Hinweis auf freie Meinungsäußerung oder die Betreiber dieser Plattformen berufen sich auf sogenannte „Faktenchecks". Angesichts der überwältigenden Meinungs- und Informationsflut im Internet ein wichtiges Instrument, um zwischen Fakten und Fake News (Falschmeldungen) aller Art unterscheiden zu können. Es stellen sich dabei zwei Grundsatzfragen:

- Werden Fakten, von denen Faktenchecker ausgehen, auch nach dem Stand ihrer gegenwärtigen Gültigkeit und (teilweisen) Widerlegbarkeit überprüft oder werden nur jene Meinungen und Meldungen gecheckt, die sich nicht damit decken?
- Haben Faktencheck-Organisationen oder einzelne Personen eine themenbezogene Interessensbindung, auf Grund von finanziellen Beiträgen durch dritte?

Dazu recherchierte Andrew Lowenthal über fragwürdige Verstrickungen, die unvoreingenommene Faktenüberprüfungen unterwandern[42]:

„[...] *doch fast alle dieser «Faktencheck»-Organisationen arbeiten unterdessen im Dienste mächtiger staats- und konzernnaher Interessengruppen und gaukeln eine* falsche Glaubwürdigkeit vor. [...] *Die grösste Quelle der Desinformation sind jedoch westliche Regierungen, Unternehmen und zunehmend auch Anti-Desinformations-Experten selbst, die durch Covid-19 und viele andere Themen die Fakten falsch darstellten.*[...] *Staatliche Stellen und philanthropische Oligarchen haben die Zivilgesellschaft kolonisiert und diese Zensur über Denkfabriken, akademische Einrichtungen und (Faktencheck-) NGOs durchgesetzt. Erzählt man dies jedoch der Branche, schließen sie sich eng an die Regierung, das Militär, den Geheimdienst, Big Tech und die Milliardäre an, die sie finanziell unterstützen. Die Branche ist gekauft. Sie ist kompromittiert. Darauf hinzuweisen, ist nicht willkommen. Wer dies tut, gehört zu den «Ausgegrenzten».* [...]“ *(dito INFOsperber, 10.Mai 2023).*

Unabhängig davon, dass Desinformation von allen Seiten praktiziert wird und sich nicht nur auf den Mainstream begrenzt, kann diese moderne Form des Prangers, der sozialen Ächtung und des kollektiven Boykotts gegenüber Menschen, die andere Ansichten vertreten, als diejenigen des jeweiligen Kollektivs, Job, Beziehung und ihre gesamte Reputation kosten. In letzter Zeit musste ich selbst in meiner Praxis feststellen, dass so eine Art selbstgerechter Empörungshaltung in den Privatraum mancher Beziehungen tonangebend war, ohne dass die Partner:innen dies bewusst realisiert hatten. Das Fatale an der ganzen Thematik ist dabei, dass es auch Themen sein können, die eine Beziehung nicht direkt betreffen, wie z. B. Ernährung, politische Ansichten, Kultur, wirtschaftspolitische Einstellungen usw. Auch hier wähnt sich eine Gruppe, eine Meinungsströmung, richtig und wahr zu sein und reklamiert die Moral für ihre Seite. Ist die moralische Überlegenheit einer Ansicht mal zementiert, werden in andersdenkenden Menschen nicht mehr nur ihre abweichende Meinungen gesehen, sondern sie werden zu Feinden. Feinde wiederum sind eine existenzielle Bedrohung, bei der das Individuum hinter dem Feindbild verschwindet. Feinde schließlich kann man ohne Rücksicht, weil moralisch legitimiert, attackieren und diskreditieren.

Viele Menschen geben einer vorherrschenden Meinung in den sozialen Medien mehr Gewicht als ihren eigenen Ansichten, auch wenn ihr ***empfindendes Bewusstsein*** längst schon eine gegenteilige Befindlichkeit signalisiert. Macht und Kontrolle unseres Verstandes kommen hier zum Tragen. Er liefert uns viele Argumente und scheinbare Beweise, dass wir mit unserer eigenen Meinung falsch liegen und uns ins Abseits manövrieren. Knicken wir trotzdem nicht ein, greift meistens sofort die GANG in das Geschehen ein und neutralisiert unser empfindendes Bewusstsein. Wir spüren nichts mehr, sind nur noch im Gedankenkarussell und hören obendrein, dass wir Glück gehabt hätten, nicht unseren unreifen Bauchgefühlen auf den Leim gegangen zu sein.

Die Saugkraft der Meereswellen – eine perfekte Analogie

Meereswellen entstehen – nebst Gezeitenverschiebungen oder auch Erdbeben – hauptsächlich durch Wind. Aufgrund der kreisförmigen, oszillierenden Bewegungen der Wasserteilchen unterhalb der Wellenform, bewegen sich die Meereswellen fort. Zur Ausbreitung der Welle wird dabei nicht etwa Wasser transportiert, sondern es findet ein reiner ***Energietransport*** statt. Das bedeutet, dass sich die Wasserteilchen an sich kaum von der Stelle bewegen. Auf diese Weise pflanzt sich die Windenergie durch das Meerwasser ohne die Wasserverschiebung fort, bis zu dem Punkt, wo laufende Meereswellen auf Land treffen und der Meeresgrund sich gegen die Küste anhebt. Die Welle wird langsamer, baut sich in der Höhe auf, bis sie bricht. Ab diesem Punkt schiebt sie Wassermassen und auch Sand vom Meeresboden vor sich her.

Stehen wir nun im knietiefen Meerwasser und rollen kleinere bis mittlere Wellen heran, können wir kurz bevor sie brechen beobachten, wie ein Teil des Wassers vor der Welle, in die Welle hineingesaugt wird. Wir spüren dies anhand des Rückwärtssogs, bevor die Welle bricht und sind fast nicht in der Lage, uns vor der brechenden Welle wegzubewegen. Surfer kennen dieses Phänomen zur Genüge, dass sie, trotz intensivem Paddeln, durch den Rückwärtssog des Wellentals kaum an Fahrt gewinnen, um dann die Welle zu surfen. Je größer die Welle, bevor sie bricht, desto stärker ist der Saugeffekt im Wellental. Die ungeheure Kraft des Wellensogs kann man gut beobachten, wenn ein Surfer voll in eine Welle hineingezogen wird, gegen die er chancenlos ist. Am beeindruckendsten ist der Rücklaufsog, bevor eine Tsunamiwelle auf Land trifft. Sie saugt das Meerwasser in Strandnähe hunderte Meter weit ins Meer zurück, bevor sie mit vernichtender Kraft auf die Küste zurollt und alles überflutet.

Sogwirkung und Übertragung gestauter Reaktionsenergie auf Menschen und Themen

Das Vergleichsbild der Saugkraft des Wellentals von Meereswellen demonstriert perfekt die inneren und äußeren Energievorgänge auf der menschlichen Reaktionsbühne mit ihren automatisierten Ablaufmechanismen. Mit *„gestauter Reaktionsenergie"* sind unterdrückte, verdrängte und abgespaltene Reaktionen, Impulse und Empfindungen gemeint, die aus vielerlei Gründen weder in der Vergangenheit sein durften noch in der Gegenwart ausgedrückt werden dürfen.

Das kann aus Angst sein, ungleichen Machtverhältnissen, Abhängigkeit oder einfach aus Opportunismus. Sehr oft zieht sich die gestaute Reaktionsenergie über viele Themenbereiche. Die Kraft alter Prägungsmuster und hierarchischer Ordnungen saugt die Menschen in das alte System zurück, wie das Wellental untrainierte Surfer. Der Waschgang, in dem Surfer landen, wenn sie in die Welle hineingesaugt werden, entspricht analog dem automatisch ablaufenden Verhaltensmuster, das wir zum x-ten Male durchlaufen.

Fallbeispiel Frank

Frank, Abteilungsleiter eines großen Übersetzungsunternehmens, suchte mich für eine Beratung auf. Ich kannte ihn von früher als einen sehr freundlichen und integren Mann, der sehr bemüht war, über sich und seine Handlungen zu reflektieren. Diesmal kam er wegen Thorsten, eines Übersetzers aus seinem Team, mit dessen Widersprüchlichkeit er nicht mehr klarkam.

Thorsten arbeitete seit 2 Jahren in einem Team für Englischübersetzungen. Er hatte Sprachen studiert, war als Freelancer für Agenturen tätig und zuletzt 6 Jahre in einem englischen Übersetzungsbüro angestellt. Die letzte Anstellung hatte Thorsten selbst gekündigt, weil er mit den erwarteten Qualitätsstandards der Firma nicht zufrieden war und er nie genügend Zeit gehabt hatte, um eine professionelle Übersetzungsarbeit zu liefern.

Im Aufnahmetest bei Frank schnitt er mit der Bestnote ab. Er benötigte jedoch dafür weitaus mehr Zeit als alle anderen Mitbewerber. Trotz der Bedenken wurde er angestellt. Frank fand erst später heraus, dass der wahre Grund für Thorstens Kündigung bei der Vorgängerfirma dessen penible und perfektionistische Arbeitseinstellung gewesen war, weswegen er seine Übersetzungen mehrheitlich nicht termingerecht abliefern konnte.

Unheilvolle Kompensationen, um einen unveränderten Zustand zu kaschieren:

Anfangs gab sich Thorsten alle Mühe und lieferte perfekte Übersetzungsarbeiten, wobei auffiel, dass er oft abends viel länger im Büro blieb als alle anderen Teammitglieder. Ein halbes Jahr später kam Frank zu Ohren, dass Thorsten bis weit in die Nacht arbeitete und zusehends einen müden Eindruck hinterließ. Angesprochen darauf, meinte er, dass für ihn die Qualität der Arbeit die allerhöchste Priorität hätte und er die Überstunden dafür in Kauf nahm, ohne dafür bezahlt zu werden. Frank begann sich Sorgen zu machen und gab ihm etwas einfachere Übersetzungsaufträge, um ihn zu entlasten. Das änderte nichts an der Gesamtlage, zumal sich Thorstens persönliche Zeitprobleme mehr und mehr in Richtung eines Problems innerhalb des ganzen Teams verschoben. Immer wieder musste Frank Teamkollegen beauftragen, Thorsten zu helfen, seine Aufträge fristgerecht fertigzustellen. Hinzu kam, dass Thorsten es sich nicht nehmen ließ, interne Firmennachrichten ebenfalls auf Fehler zu kontrollieren und diese innerhalb der Firma auch meldete. Es kam zu Spannungen im Team, doch darauffolgende Gespräche, Klärungs- und Lösungsversuche brachten keine Veränderung. Im Gegenteil, Thorsten wurde zunehmend gereizter und es wurde immer offensichtlicher, dass er psychisch und körperlich an seine Grenzen stieß. Schließlich kam die ganze Misere von Thorstens zwanghaftem Perfektionismus zum Vorschein und bewirkte am Ende genau das Gegenteil von dem, was er eigentlich beabsichtigte und liebte: dem Originaltext mit seiner perfekten Übersetzung so nahe wie möglich zu kommen und damit letztlich die Kundschaft vollends zu befriedigen. Trotz eines vom Unternehmen erwarteten professionellen Levels, ging Thorsten mit seiner zeitaufwendigen Arbeitsweise weit über das Maß dessen hinaus. Frank wies ihn mehrfach darauf hin, seine persönlichen Ansprüche etwas runterzuschrauben zugunsten der Fertigstellung der Aufträge, doch das nützte nichts. Auch andere Hilfestellungen wies Thorsten ab. Die Situation spitzte sich zu und nachdem ihm Frank zu verstehen gegeben hatte, dass auch er nicht mehr weiterwüsste, gab Thorsten schließlich zu, dass sein zwanghafter Perfektionismus ein altes Problem für ihn sei. Er wäre früher deswegen in psychologischer Beratung gewesen und hätte zeitweise auch Medikamente dazu eingenommen. Jedoch wäre sein Problem nicht lösbar und er könne nur versuchen, mit einem kleineren Auftragspensum, wenigstens dieses einigermaßen zeitgerecht zu handhaben. Soweit der Stand, den mir Frank schilderte.

Körperübertragungen und Gegenübertragungen durch Verlagerung ins Gruppenfeld

Dieses Beispiel zeigt einerseits Thorstens Dynamik der Bauchgefühle auf, die ursprünglich aus verzerrten Vorstellungen und fixierten Verhaltenszuständen resultieren und aus Angst vor beruflichen Konsequenzen unbedingt vertuscht werden mussten. Gleichzeitig, wie diese, trotz Verdrängung, zusammen mit dem fixierten Verhaltensmuster die Teamatmosphäre unter Spannung versetzte, die von den Teammitgliedern aufgenommen wurde. Als Vorgesetzter und mit dem Problem Beauftragter, schlitterte Frank sehr schnell in diese Körper-Übertragungen. Ängste, Schuldgefühle, Hilflosigkeit, Resignation, Gereiztheit aus verdrängtem Ärger und Aggressionen mischten sich mit Sympathie, Wertschätzung und Mitleid. Den Teamkolleg:innen ging es ähnlich, die einen machten sich mehr Sorgen, die anderen fühlten sich von der Situation belastet und reagierten mit emotionaler Überforderung und verhaltenen Aggressionen. So wie sich Thorsten als Opfer eines unlösbaren zwanghaften Perfektionismus identifizierte, so fühlte sich Frank als Opfer eines unlösbaren Fachproblems, trotz mehrerer versuchter Lösungsansätze.

In solchen festgefahrenen Zuständen besteht die große Gefahr, die Schuld den Bauchgefühlen zu delegieren, anstatt nachzuspüren, woher sie kommen und wie sie mit dem Kontext zusammenhängen.

Vertiefte Körperwahrnehmung – der wichtigste Schritt aus der ausweglosen Falle

Es war naheliegend, dass Thorsten therapeutische Hilfe bräuchte und dass sein langsames Arbeitstempo sich offensichtlich als Folge seiner persönlichen Problematik zeigte. Franks Anliegen an mich war, ihm zu helfen, mit dieser Situation umzugehen und mögliche Lösungsansätze zu definieren, damit er endlich eine angemessene Entscheidung treffen könne. Wenn sich nämlich nichts ändern würde, müsste er Thorsten kündigen.

Eine genaue Exploration von Franks Befindlichkeit ergab folgenden Eindruck: Er machte sich große Sorgen wegen Thorstens schlechter werdenden psychischen und körperlichen Zustandes und fühlte sich in seinen Unterstützungsangeboten ausgebremst und hilflos. Ihm war klar, dass für Thorsten, der auf die 50 zuging, es schwierig sein würde, eine neue Anstellung zu finden. Trotzdem mochte er Thorstens sonst sehr freundliche Art und hatte Mitleid mit ihm. Umso mehr nagten in Frank Schuldgefühle, keine geeignete Lösung für ihn und das Unternehmen gefunden zu haben. Spannungen und Auseinandersetzungen im Team beschäftigten Frank ebenfalls zunehmend und die Angstzustände mit Konzentrations- und Schlafproblemen nahmen zu.

Um ihm zu helfen, aus dieser Falle herauszukommen, ließ ich Frank all die genannten körpersensorischen Reaktionen (Angst, Schuldgefühle, Resignation, Ärger), unter Zuhilfenahme gezielter Atmung und Gegenwartsbewusstsein nachspüren. Für Frank war es danach nicht mehr nötig, nach dem persönlichen Lebenskontext, seinen Prägungsmustern zu fragen. Ihm wurden die Zusammenhänge schlagartig bewusst, weil sie sich aus der vorurteilslosen Wahrnehmung seiner Emotionen, Gefühle und Stimmungen wie von selbst herausschälten. Auf Grund seiner warmherzigen und menschenfreundlichen Persönlichkeitsstruktur war er prädestiniert dazu, in erster Linie zu helfen und alles zu tun, um Thorsten ganz leicht in die Arbeitsgemeinschaft zu integrieren. Außerdem gebot ihm seine Einstellung als Chef, Lösungsvorschläge zu präsentieren und sich um dessen Inhalt, Kompatibilität und Ergebnis selbst zu kümmern. Damit hatte er unbewusst auch die ***persönliche*** Verantwortung von Thorsten übernommen.

Erkennen Menschen ihre eigenen Fallen und Fixierungen, taucht meistens die GANG in Form von Selbstabwertungen (Eigenkritik, Selbstzweifel, Geringschätzung etc.) auf, die den Teufelskreis des hilflosen, mit Schuldgefühlen beladenen Opfers noch zementieren. Deshalb sollte minutiös darauf geachtet werden, dass keine auch nur indirekte Selbst- oder Fremdabwertungen sich mit einschleichen, wenn Menschen sich der Körpersensorik in therapeutischen Prozessen öffnen. Das betrifft vor allem den Zeitpunkt, wenn innerhalb des therapeutischen Prozesses dieser Körpervorgang noch voll im Gange ist.

Die mächtige Sogwirkung straft rationale Lösungen Lügen

Ähnlich der Kraft des Rückwärtssogs von Meereswellen auf das Vorwärtspaddeln der Surfer verhält sich der Rückwärtssog von unseren fixierten Vorstellungen und Mustern auf Veränderungen und Lösungen. Dafür haben unser geprägten Vorstellungen einige mächtige Verbündete zur Hand, die den Sog enorm verstärken:

- Die vom Verstand unterschätzte Macht der Gewohnheit durch Wiederholung
- Die Fixierung der Prägungserfahrungen durch Verallgemeinerung
- Die Unbewusstheit der Ablaufmechanismen durch automatische Steuerung des reaktiven Verhaltensmusters
- Unbewusstheit über die Spaltung und Entwertung der EGESA durch Denkmuster
- Die GANG als Stützen dominanter Vorstellungen und Überzeugungen
- Verdrängung des Gegenwartsbewusstseins
- Verschiedene individuelle Abwehr- und Verdrängungsmechanismen als Wahrnehmungsfilter (Trancephänomene) zum Schutz alter Erfahrungen

Angesichts dieser Machtfülle ist es schlichtweg lächerlich zu meinen, der Sogwirkung mit Verstand und logischer Widerlegung ihrer Kraft zu berauben und dabei die körpersensorischen Bereiche außer Kraft lassen zu können. Noch dazu, wo sie ja von der Ratio fälschlicherweise als Grundübel der alten Fixiertheit identifiziert wurden.

Die beiden Grafiken auf den nächsten Seiten erfassen die Grundlagen und Unterschiede der Vorgehensweisen mit den körpersensorischen Bereichen. Gleichzeitig zeigen sie auf, wie der innere Machtkampf trotz der Ungleichheit zu einer konstruktiven Gesamtentwicklung führen kann. Dabei spielen vertieftes Spüren, EGESA und empfindendes Bewusstsein – unbeeinflusst vom Denken – die entscheidende Rolle. Denn ohne sie ist eine nachhaltige Änderung zu einer integralen Lebendigkeit und damit zu einer inneren Wahlfreiheit und ganzheitlichen Entwicklung nicht möglich. Der besseren Übersicht und Lesbarkeit wegen wurde in diesen Grafiken auf die weiteren körpersensorischen Bereiche außerhalb der EGESA und Angst-Aggressions-Achse verzichtet.

Rationale Informationsverarbeitung und Entscheidungsfindung, hierarchie- und wertgeprägt

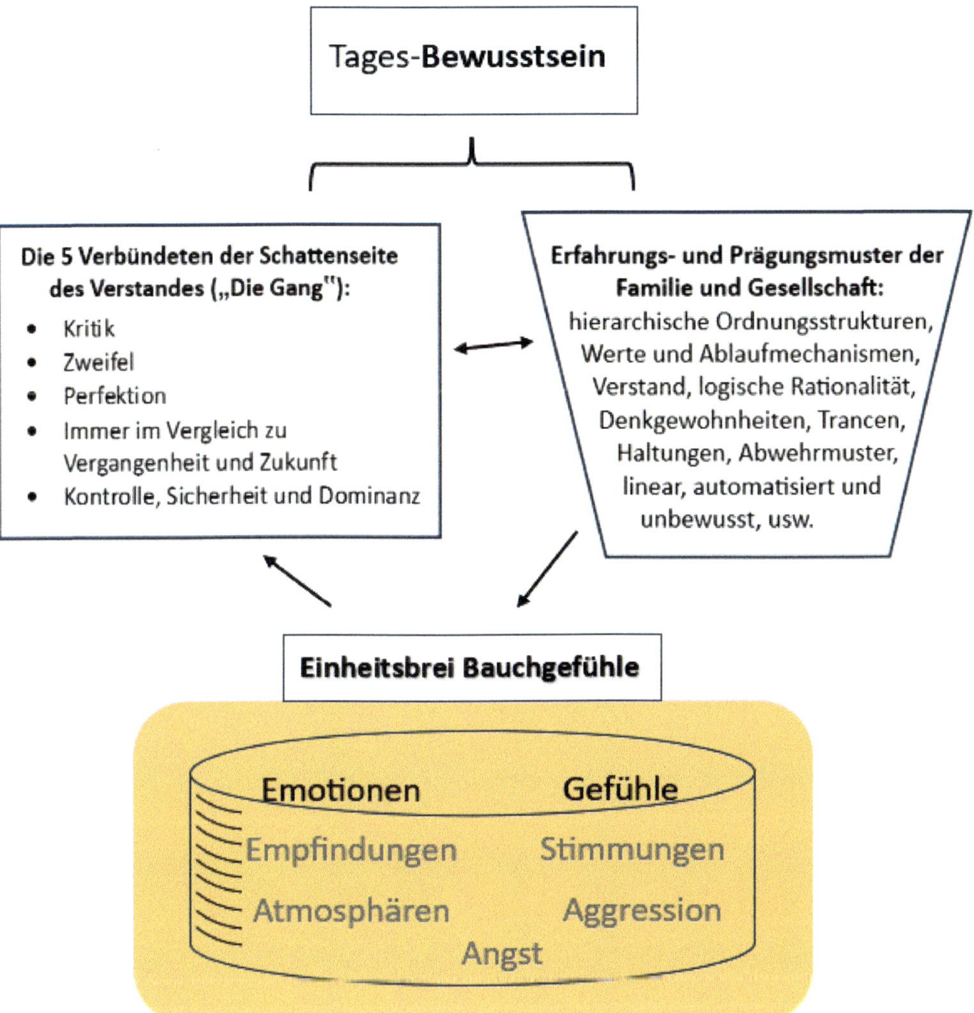

Die ***Rationalität*** mit ihren ***Denk- und Ordnungsstrukturen*** und den dazu bereitstehenden ***5 Verbündeten (Gang)*** aktivieren automatisch Reaktionen der Bauchgefühle. Unser Verstand mit seinen Prägungen, Vorstellungen und Werten lässt nur jene (körpersensorischen) Reaktionen aus dem Einheitsbrei der Bauchgefühle zu, die zur Untermauerung seiner Richtigkeit und Logik passen. Gegenreaktionen der Körpersensorik werden dagegen geringgeschätzt, abgewertet und verdrängt. Daraus resultiert unser dominantes Tagesbewusstsein, das auf der ***Vorherrschaft des Verstandes*** aufbaut und dem eine differenzierte und wertvoll ergänzende Körpersensorik fehlt.
Undifferenzierte Bauchgefühle führen zu ***Einseitigkeit,*** die zwar zum alltäglichen (Über-) Leben reicht, jedoch unsere Lebendigkeit und Entwicklung stark begrenzt.

Körpersensorische Informationsverarbeitung, in Ergänzung des Tages-Bewusstseins

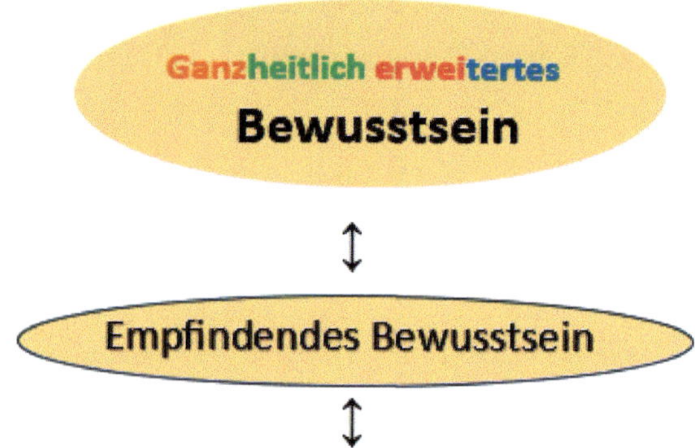

Differenzierung der Bauchgefühle über Körpersensorik (The Big Five), Aggressionen und Energien

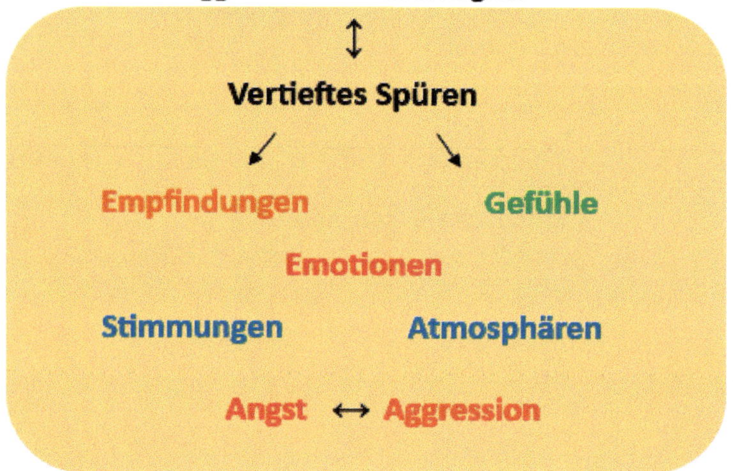

Die ***ganzheitliche Erweiterung des** (Tages-) **Bewusstseins*** (s. auch 1. Grafik) manifestiert sich über das ***empfindende Bewusstsein***, das aus **dem *vertieften Spüren*** hervorgeht. Dafür ist eine ***Differenzierung der Bauchgefühle*** über die ***5 körpersensorischen Bereiche*** notwendig. Vertieftes Spüren und empfindendes Bewusstsein sind durch ihre integrale Eigenschaft auf eine vernetzte Zusammenarbeit ausgelegt und stellen das Wahrnehmungsergebnis immer in Bezug zum aktuellen Lebenskontext (Thema, Problem, geprägte Werte, Entscheidungen, etc.). Sie regulieren die Einseitigkeit der dominanten Denk- und Handlungsschablonen und sind der Zugang zu ganzheitlichen Erkenntnissen. Das Resultat ist ein besseres Gleichgewicht zwischen Körper und Psyche, mehr Lebendigkeit und Wahlfreiheit und Förderung der Autonomie auf allen Beziehungsebenen. Um vertieft spüren zu können, benötigen wir zuallererst eine ***angemessene Distanz*** zu unseren alten Prägungsmustern. Hilfreiche Werkzeuge dazu bieten bewusstes Atmen, Körper- und Gegenwartskonzentration.

Kapitel 12

Gehirn – Trauma – Körper

Als letztes Kapitel des Grundlagenteils möchte ich anhand der Aussagen des Neurobiologen Gerald Hüther zeigen, dass auch auf der neurobiologischen Ebene Erklärungen über die Funktionsweise des Gehirns bestehen, deren Auswirkungen die Aussagen und Standpunkte dieses Buches bestätigen und gewisse Folgen daraus widerspiegeln.

Hüther selbst sieht sich als Brückenbauer zwischen wissenschaftlichen Erkenntnissen der modernen Hirnforschung und gesellschaftlicher bzw. individueller Lebenspraxis.

Zentrale Aussagen aus Podcasts und Interviews mit Gerald Hüther (GH) sind kursiv geschrieben. Damit sollen sie sich unterscheiden von meinen (als MS gekennzeichneten) sinngemäßen Zusammenfassungen, den Gegenüberstellungen der körpersensorischen Funktionsweise und den Wechselbeziehungen zur neurobiologischen Funktion des Denkens.

Die Suche des Gehirns nach Beziehungen und ökonomischer Zusammenarbeit

Nervenzellen stehen untereinander in Beziehung

MS: Unter anderem hat Hüther sich mit wiederholenden Vorstellungen und Mustern im Umgang mit Problemen und auch traumatischen Ereignissen auseinandergesetzt. Dabei plädiert er sehr dafür, dass wir nicht über Botenstoffe des Gehirns reden, sondern darüber, dass sehr viele Nervenzellen miteinander in Beziehung stehen. Der Sinn dahinter ist, so wenig wie möglich Energie zu verbrauchen und dafür muss alles gut zusammenpassen. Hüther ist überzeugt, dass es im Wesentlichen darum geht.

Durcheinanderfeuern, Gefährdung der Integrität und die Suche nach Kohärenz

GH: *Treten zum Beispiel Probleme auf, die uns äußerst aufregen, wird es im Gehirn unruhig, weil durch erhöhte Aktivierung des Zentralnervensystems Nervenzellen durcheinander feuern. Mit der Zeit wird unser Denken unklarer, nachdem Gehirnbereiche, die Handlungen planen und Folgen abschätzen, ebenfalls durcheinander feuern. Hält dieser Zustand an, wird dabei enorm viel Energie verbraucht, bis schließlich der ganze Körper in diesen Unruhezustand gerät. Eine äußerst bedrohliche Sache für das Gehirn, weil dadurch seine Integrität (Zuverlässigkeit, Sicherheit) gefährdet wird. Das einzige Bestreben auf allen Ebenen heißt dann Ruhe herbeizuführen. In schwierigen Situationen sucht unser Gehirn eine Struktur des Zusammenwirkens zu finden, die möglichst kohärent ist. Das heißt eine einvernehmliche Zusammenarbeitet, die wenig Energie verbraucht.*

MS: So genial lösungsorientiert und energieökonomisch die Gehirnfunktionen eine vernetzte Zusammenarbeit in Stresssituationen anstreben, so wenig scheinen sie diese mit der Körpersensorik zu suchen. Im Gegenteil, in der Alltagspraxis sucht unser Verstand Lösungen, die sowohl den programmierten Denkschablonen als auch den gesellschaftlichen Erwartungen entsprechen. Statt entgegengesetzte Reaktionen aus der Körpersensorik zu differenzieren und in den Lösungsprozess einzubinden, werden sie verdrängt. Nichtsdestotrotz kommen sie verstärkt durch die Hintertüre rein, stören die rationalen Lösungsversuche und hinterlassen ein gefühltes Unbehagen. Auf einer funktionalen Beziehungsebene der Nervenzellen ist die angestrebte Zusammenarbeit millionenfach vernetzt und mit dem Ziel des ökonomischen Energieverbrauchs sehr beeindruckend. Im Alltagsleben, also dort wo unsere Bauchgefühle oft in Widerspruch zu unseren Denken und Verhalten stehen, einseitig und keineswegs ganzheitsorientiert.

GH: *Optimal wäre daher eine Lösung für die Gestaltung des Lebens zu finden, die langfristig tragfähig ist. Das setzt aber voraus, dass man sich von kurzfristigen Lösungen nicht gefangen nehmen lässt, obwohl sie anfangs gut zu funktionieren scheinen und auch die gewünschte Ruhe eintritt. Bei ständiger Wiederholung von Instant-Lösungen werden die dazugehörigen Nervenverbindungen aber* *immer stärker und dicker und wir verwickeln uns immer mehr mit diesen Vorstellungen. Indem wir uns schließlich damit identifizieren, sind wir am Ende davon abhängig.*

MS: Der Appell von Hüther trifft den **wunden Punkt unserer geprägten Denkgewohnheiten**. Diese werden nicht offen sein dafür und ihre Geschütze (GANG und Ordnungsstrukturen, vgl. Kap. 5) dagegen auffahren, weil Instant-Lösungen die (vermeintlichen) Bedrohungen und Ängste (vorübergehend) bannen können. Wiederholt zeigt sich hier das Überspringen der scheinbar nicht notwendigen Differenzierung unserer Körpersensorik, wegen des Denkfehlers (s. Kapitel 5), dass eine einleuchtende Erkenntnis reichen würde, um Änderungen vorzunehmen.

Gehirne speichern nicht die Probleme, sondern deren Lösungen

Hüther beschreibt die Bildung gefestigter Lösungsvorstellungen folgendermaßen:

GH: *Ergreifen wir bei Problemen Maßnahmen, die uns helfen, in einen kohärenten* (zusammenhängenden, aufeinander abgestimmten) *Zustand zu gelangen, setzt dies Energie frei. Sie ist für uns deutlich spürbar und aktiviert im Gehirn die emotionalen Zentren. In dem Bereich, den Hirnforscher Belohnungszentrum nennen, werden dann all die chemischen Botenstoffe, das heißt Endorphine, wie Dopamin, Oxytocin, Serotonin usw. freigesetzt. Sie dienen im Wesentlichen nur dem Zweck, jene Nervenverbindungen zu stärken und zu festigen, die aktiviert wurden, um den Unruhezustand zu beenden und das Durcheinanderfeuern der Nervenzellen in Kohärenz zu bringen. Die Endorphine verhalten sich wie eine Art Dünger, die bestehende Verbindungen ausbauen, neue Fortsätze kreieren, um dann weitere Kontakte zu knüpfen. Aus kleinen Nervenverknüpfungen entstehen dann im Gehirn allmählich Wege, Straßen bis hin zu Nervenautobahnen, wenn man dieselbe Lösung ständig wiederholt.*

GH: *„Was sich aber damit erklärt, ist etwas ganz Fantastisches, nämlich, dass sich das Gehirn nicht die Probleme merkt und in Form von Strukturen verankert, sondern die Lösungen. […] Was wir als posttraumatische Stresserkrankung und PTBS* (Posttraumatische Belastungsstörung) *bezeichnen, also diese Symptomatik, mit der dann ein Mensch oftmals das ganze Leben herumläuft, das ist nicht das Trauma, sondern das ist die Lösung – die diese Person für dieses furchtbare Ereignis gefunden hat, und zwar oftmals zu einem Zeitpunkt, wo es noch gar keine andere Lösung gab. Als Kind zum Beispiel – und wenn* *das Trauma sehr früh erfolgt, so in einer Phase, wo man das gedanklich noch gar nicht durchdrungen hat und wo man gar nicht die sprachlichen Fähigkeiten hat, das auszudrücken, dann wird dieses Trauma im Körper verankert. [...] Das ist sozusagen die Lösung des Körpers für das Problem, was ihn traumatisch so schwer belastet, und das ist Teil der Persönlichkeit geworden und geht auch nicht von alleine wieder weg"*[43].

Getriggerte Aktivierung, trotz Abspaltung, Verdrängung und Drogen

GH: *Eine andere Art der Lösung, um sich bei Problemen und Konflikten wieder zu stabilisieren, ist der Konsum von Alkohol, Drogen und Medikamenten. Das Belohnungszentrum im Gehirn reagiert auf Lösungsversuche und schüttet dann Botenstoffe aus. Hauptsache, dass sie zu einem kohärenten Zustand mit wenig Energieverbrauch führen. Nur, dass viele Lösungen auf Dauer negative Auswirkungen auf unser Leben haben, auch wenn sie ursprünglich die einzigen waren, die uns zur Verfügung standen.*[44]

MS: In der Praxis begegnet uns in Zusammenhang mit einem Trauma sehr oft Abspaltung (Dissoziation) und Verdrängung als Lösungsversuch des Gehirns im Umgang damit. Diese Lösung wird mit der Zeit ein Teil der Persönlichkeit, mit der wir dann identifiziert sind und die als Abwehrmechanismus gegen weitere mögliche traumatische Erfahrungen dienen soll.

Es ist allgemein bekannt, dass eine solche im Körper verankerte Lösung jedoch nicht zwischen der vergangenen, real erlebten Gefahr und einer vielleicht ungefährlichen Situation in der Gegenwart unterscheidet. Es reicht ein kleiner Trigger, eine kleine harmlose Gegebenheit, die der ursprünglichen traumatischen Situation ähnlich scheint und sofort rastet der körperlich gespeicherte Lösungsversuch ein, mit all den Körperzuständen, Symptomen, Verhaltensweisen und ihn flankierenden Maßnahmen. Wenn diese Art der Lösung über lange Zeit aufrechterhalten wird, dann hat sich auf Grund der ständigen Wiederholung ein dominantes Nervenzell-Reaktionsmuster im Kopf gebildet, das uns nur auf diese eine Möglichkeit einschränkt. Dadurch geraten Menschen in eine angespannte Wachsamkeit und können nur selten wirklich runterfahren, weil es immer wieder Auslöser geben kann, die ihr altes Stressprogramm aktivieren.

Generationsübergreifende Folgen fixierter Lösungsvorstellungen

GH: *Lösungen für schwere Verletzungen der seelischen Grundbedürfnisse, die man als Kind erfahren hat, werden von von Erwachsenen oft an die nächste Generation weitergegeben. Das ist vom Reaktionsmuster, der „Autobahn im Gehirn des Erwachsenen" durchaus sinnvoll, selbst wenn es dem Kind schadet. Wenn das Lösungserfahrungen sind, die in lebensbedrohlichen Situationen einem selbst das Leben gerettet haben, z. B. alles über sich ergehen lassen, nichts sagen und einfach weitermachen, dann fühlen sich viele innerlich fast genötigt, zum Schutz des unerfahrenen Kindes, dieses Verhalten weiterzugeben.*

Vermehrte Suche nach Bestätigung fixierter Denkmuster und Vorstellungen

MS: Wir Menschen kleben an unseren Vorstellungen und suchen nur jene Meinungen, die diese bestätigen – was die Nervenverbindungen im Gehirn umso mehr festigen und die Identifikation mit den darunterliegenden Überzeugungen und Werten fixiert. Wenn wir trotzdem einen Mangel verspüren, versuchen wir oft noch stärker unseren fixen Vorstellungen zu folgen, nach dem Motto „mehr desselben macht uns sicherer".

Hüther beschreibt diesen Vorgang dahingehend, dass Menschen, die mit fixen Vorstellungen gut funktionieren wollen, in ein Hamsterrad geraten, indem sie sich permanent drehen. Dadurch bewirken sie, dass im Gehirn Verschaltungen entstehen, die angeborene Grundbedürfnisse unterdrücken, mit denen wir üblicherweise unsere Lebendigkeit zum Ausdruck bringen. Das sind Entdeckerfreude, Gestaltungslust, das Bestreben autonom zu sein und gleichzeitig auch in Verbundenheit mit anderen das Leben zu gestalten. Diese Grundbedürfnisse sind auf Grund der fixen Vorstellungen so sehr unterdrückt, dass sie nicht mehr wahrgenommen werden.

Die regulierende Funktion des Vagusnervs (Parasympathikus)

MS: Die Polyvagal-Theorie von Stephen Porges hat seit Jahren in der therapeutischen Arbeit einen prominenten Platz eingenommen, in der es um die Stimulierung des vorderen Vagusnervs (ventraler Parasympathikus) geht, der einen entspannenden und stressmindernden Einfluss auf das Nervensystem, die Herztätigkeit und die Organe allgemein hat[45].

GH: *In schwierigen Situationen, in denen chronischer Stress vorherrscht, hat das parasympathische System eine wichtige regulierende Funktion. Besonders in*

Situationen, in denen die eigenen Gestaltungsräume keinen Platz mehr haben und das Grundbedürfnis nach Autonomie zutiefst verletzt wird. Meistens suchen wir dann eine Lösung, die im Mechanismus des Reptilienhirns selbst liegt. Sie äußert sich in solchen Fällen in einer Art Wut, die nach vorne stürmt, um diesen Zustand zu ändern.

GH: Zitateinschübe

„[...] Wut ist ein typischer Ausdruck für ein angestautes Bedürfnis nach eigenen Gestaltungsmöglichkeiten, an dessen Umsetzung wir durch andere Leute oder äußere Bedingungen gehindert werden“[46].

Wut hat eine massive sympathische Aktivierung (durch Katecholamine, das sind Hormone als Überträgerstoffe) *zur Folge, was ihr vom System auf allen Ebenen auch geliefert wird. Das ist dann nicht nur der Sympathikus-Nerv, sondern die Aktivierung reicht dann von Kopf bis Fuß. Die ganze Person wird davon vereinnahmt „[...] und dann bist du die Wut“*[46].

Wenn die starke Aktivierung des Angriffs- und Abwehrsystems (Fight-/Flight-Reflex) *sehr oft erfolgt, verschieben sich, durch die massiven Katecholamine-Ausschüttungen, die ausbalancierenden Regelvorgänge des Vegetativen Nervensystems im Körper. Besonders betroffen ist dann die Herztätigkeit, die ganz besonders von der Balance zwischen sympathischen und parasympathischen Inputs abhängig ist*[46].

Körpersensorische Bereiche als Lösung für fixierte Vorstellungen

MS: In solchen Fällen ist die Aktivierung des vorderen Vagusnerven (Parasympathikus) mittels entsprechender Techniken eine große Hilfe, was sich mit meinem therapeutischen Erfahrungswissen deckt. Wenn sich zum Beispiel jemand in eine Sackgasse hineinmanövriert hat, in der nichts mehr geht, von Lösungen keine Rede mehr ist und die Person sich sehr gestresst fühlt. Wird das parasympathische System dazu aktiviert, fördert es Entspannung und Deeskalation, damit das hochgradig aktivierte Kampf-/Fluchtsystem (sympathikusbetont) zunächst mal runterfährt. Die kurzzeitige Entspannung an sich ist noch keine neue Lösung, jedoch eröffnet sie die Möglichkeit, sich neuen Lösungswegen zuzuwenden. Im Zuge dessen fällt es auch leichter, jene Prägungen bewusst zu machen, die uns aus dem Hintergrund massiv beeinflussen und die alten Lösungsvorstellungen ständig befeuern.

Wenn wir über unsere fixierten Vorstellungen und zweischneidigen Lösungs- und Rettungsansätze hinauskommen wollen, müssen wir mit unseren

körpersensorischen Bereichen und dem Eingebundensein in Beziehungen und Welt wieder in Kontakt gehen.
Sonst sind wir – um nach Hüther zu reden – von den Vorstellungen und Prägungen unseres präfrontalen Kortex abhängig und bleiben darin gefangen.

Dysbalance und fixierte Lösungen, ausgelöst durch Beziehungsstörungen

Interessant ist, dass Hüther mit seinen Aussagen auf die besondere Stellung der körpersensorischen Bereiche sowohl bei fixierten Vorstellungen als auch deren Lösungen indirekt hinweist.

GH: „*Diese Balance* [zwischen sympathischen und parasympathischen Nervensystem, Anm. des Verfassers] *scheint ganz besonders durcheinanderzukommen, nicht so sehr durch Wut, sondern durch Beziehungsstörungen. Das Bedürfnis mit anderen verbunden zu sein – wenn das unterbunden wird oder nicht gelebt werden kann, dann kriegst du keine Wut, sondern eine tiefe Traurigkeit. Dann verfällst du in Apathie, dann willst du nicht angreifen oder flüchten [...] dann hängst du in dieser Schleife drin, wo du sympathisch hochaktiviert unterwegs bist und nichts tun kannst. Dann ist es nur noch eine Frage der Zeit, wann du deine Herzkranzgefäße so weit verstopft hast, dass du nicht mehr gehen kannst oder eine Herzrhythmusstörung kriegst; oder was immer auch die Folgen im kardiovaskulären Bereich sind*“[46].

MS: Das weist darauf hin, dass Wut und der Rest der Big Five nur die Auswirkungen der oftmals dahinterstehenden Beziehungsstörungen sind, als das eigentliche Problem der aus den Fugen geratenen neuronalen Balance. Beziehungsstörungen verursachen seelischen Schmerz und wir leiden unter den davon aktivierten Empfindungen, Gefühlen, Stimmungen und unterdrückten Aggressionsformen (Ärger, Groll, Wut etc.). An solchen Beispielen zeigt sich sehr oft die gesellschaftlich undifferenzierte Pauschalbewertung, die in den „unverhältnismäßig auftretenden Bauchgefühlen“ das Übel ortet, das gute partnerschaftliche und kompromissbereite Lösungen in Beziehungen verhindert. Dabei wird übersehen, dass diese mit unseren einseitigen Vorstellungen und Lösungen gekoppelt sind und automatisch durch die fünf Verbündeten unseres Verstandes (Gang) befeuert werden.

Fallbeispiel Stefanie

Die 35-jährige Stefanie suchte mich auf, um geerdeter und standhafter zu werden, alte Angstmuster loszulassen und mehr bei sich und ihrer authentischen Befindlichkeit bleiben zu können. Schon aus ihren formulierten Erwartungen wurde mir klar, dass sie bereits Therapieerfahrung gehabt hatte. In ihren analytischen Gesprächstherapien zuvor wurde ihr zwar einiges über die Zusammenhänge ihrer Geschichte mit der Ursprungsfamilie bewusst, vor allem in der Abnabelung zu ihrem autoritären Vater. Trotzdem half ihr dies im täglichen Umgang wenig. Daher wollte sie mehr ihren Körper miteinbeziehen und war auch bereit, dafür herausgefordert zu werden.

Stefanies Erscheinung war sehr angenehm, ihre freundliche Ausstrahlung und ihr Lächeln erzeugten sofort eine sehr angenehme und behütete Atmosphäre. Es stellte sich heraus, dass dies ein wichtiger Teil ihrer Rolle war, die sie in ihrer Ursprungsfamilie seit jeher innehatte. Alles drehte sich bei ihr um ihre Ursprungsfamilie, sie war ständig besorgt um ihre Eltern, Geschwister und Großeltern. Stefanie war verheiratet und hatte einen 6-jährigen Sohn, der sie sehr herausforderte. Wann immer sie ihm klare Grenzen setzte, katapultierte es sie in eine moralische Zwickmühle, weil sie einerseits überzeugt war, dass er diese Grenzen benötigt, andererseits sich gerade ob dieser Grenzen als schlechte Mutter empfand. Diese stete Herausforderung sowie die anspruchsvolle Teilzeitarbeit im sozialen Bereich verlangten bereits genug von ihr ab. Trotzdem war sie ständig mit der Herkunftsfamilie beschäftigt und telefonierte mindestens einmal pro Tag mit ihrer Mutter und besuchte sie regelmäßig.

Die persönliche Identifikation als harmonisierende und ausgleichende Tochter

Beim genaueren Erfragen ihrer Eltern-Kind-Beziehung erzählte mir Stefanie eine Begebenheit aus ihrer Kindheit, die sich oft wiederholte und ihre Herkunftsprägung deutlich zum Vorschein brachte:

Dem wiederholten Streit der Eltern war Stefanie verängstigt und hilflos ausgeliefert. Ihre Erinnerung war stark vom Bild geprägt, in dem sie ihre Mutter heulend auf dem Bett sitzen sieht und diese kurz darauf die Türe schließt. Dieses „innerliche Standbild" lässt sie heute noch die Angst und Verzweiflung spüren. Kommt hinzu, dass damals niemand da war, um sie zu beruhigen, nicht mal ihr Vater. Dieser war mit sich selbst beschäftigt und voller Streitwut auf seine Frau. Kein Wunder, zählt dieses Gefühl absoluten Verlorenseins heute noch zu Stefanies heiklen Wunden.

Um ihre Hilflosigkeit während solchen Auseinandersetzungen irgendwie verdauen zu können, hatte sich Stefanie angeeignet, immer lustig, fröhlich und umgänglich zu sein, damit ihre Eltern wenigstens mit *ihr* keinerlei Sorgen haben mussten und Frieden im Haus herrschte. Ein Paradebeispiel eines verzweifelten Versuches eines Kindes, eine sehnlichst herbeigesehnte Familienharmonie zustande zu bringen und diese so lange wie möglich aufrecht zu erhalten.

Seit sie nun selbst Mutter geworden war und von ihrem Sohn zunehmend gefordert wurde, erkannte Stefanie mehr und mehr, wie tragisch und traurig eigentlich ihre Rolle im System ihrer Herkunftsfamilie war. Verärgerung und leise Wut gegenüber ihren Eltern begannen sich zu regen. Parallel dazu setzte sofort ihr altes angepasstes System zum Gegenschlag an. Übersetzt hieß dies, dass sie umgekehrt *noch* verständnisvoller und freundlicher mit ihren Eltern umgehen sollte. Jetzt, wo sie älter waren, bedurften sie sicher der vollen Unterstützung ihrer erwachsenen Tochter. Das hätte sicher zur Folge, dass sie selbst auch mehr Zuneigung und Trost von ihnen erfahren würde.

Schock und Tabubruch

So wichtig es für Stefanie war, sich von den eigenen Erwartungen und denen ihrer Eltern abzugrenzen, so schwierig war es für sie, dies umsetzen. Mit ihren fixierten Vorstellungen zu brechen, glich einem veritablen Zusammenstoß mit der eigenen Moral, der sie sofort in Panik versetzte. Die GANG (s. Kapitel 5) war im Dienste des alten Familiensystems voll in Aktion und setzte sie massiv unter Druck.

Die Kraft aus dem versteckten Körperwiderstand eröffnet den Zugang zu neuen Identifikations- und Umgangsformen

In einem Szenario wie diesem verpuffen oft entspannungs- und stressmindernde Techniken, wenn versucht wird, eine neue Ressource und Einstellung für eine adäquate Abgrenzung aufzubauen. Zum einen wird zu wenig mit dem Rückfall in die altvertraute Identifikation gerechnet, zum anderen darf nicht übersehen werden, dass Stefanie keine Unterstützung hatte, die als Ressource hätte aufgebaut werden können. Die einzigen Erfahrungskräfte, die hier Widerstand bieten konnten, waren Groll und Wut, die allerdings sofort von Stefanies Gang moralisch unter Beschuss genommen wurden. So konnte Stefanie in der therapeutischen Arbeit ihre innere Aggression verständlicherweise nicht sofort als eine zur Abgrenzung unterstützende Ressource erkennen. Deshalb ging es zuerst darum, Stefanie den Wert von Widerstand und Aggression als soziales Regulativ spürbar zu erklären und letztlich vertraut zu machen.

Die nächsten Sitzungen waren ausgerichtet auf die ***Lokalisierung*** der Körperreaktionen, unter denen sich unterdrückte Wut und Groll als Widerstand manifestierten. Eine große Hilfe, diese Aggressionsformen wahrzunehmen, besteht darin, immer wieder die Aufmerksamkeit auf die *Körperempfindungen und restlichen Big Five* (Emotionen, Gefühle usw.) zu lenken, vor allem, wenn wir uns unbehaglich fühlen. Wenn mit der Zeit die Körperreaktionen – als versteckte Vorsignale zu inneren Widerständen und Gegenreaktionen – identifiziert sind, werden wir feststellen, dass sie sich wiederholen. Damit wissen wir sofort, was sich in uns hinter den Kulissen abspielt.

Stefanies Vorboten ihres Widerstandes gegen ihr einseitig automatisiertes Verhalten äußerten sich in drei Körpersymptomen, die sie bis dahin nie damit in Zusammenhang gebracht hatte: Ein Ziehen im Schultereckgelenk, ebenfalls ein unangenehmes Ziehen vom Hinterkopf zum Nacken und Rücken sowie ein Brennen im Hals. Wenn sie sich auf eines dieser Symptome konzentrierte, traten die beiden anderen ebenfalls auf. Nun hatte sie Indikatoren für den Alltag und im Weiteren ging es darum, diese Merkmale immer schneller zu erkennen.

Das war ein entscheidender Schritt, der ihr dazu verhalf, ihre persönliche Kraft langsam aufzubauen. In ihrem Fall die Voraussetzung, um eine neue Einstellung und Identifikation als erwachsene und autonome Frau zu etablieren und sich von ihrem alten dominanten Prägungsmuster Stück für Stück lösen zu können.

Im Teil II dieses Buches „Mythen, Antworten, Erfahrungswissen" geht es um die Aufklärung und Richtigstellung der seit Generationen etablierten Ansichten über die Körpersensorik, die in der Fachliteratur ebenfalls gang und gäbe sind. Es wird hier im Detail auf diese weit verbreiteten Vorstellungen und Vorurteile klärend eingegangen und eine diametral andere empirische Sicht aufgezeigt, die mit Beispielen aus Praxis und Alltag unterlegt ist. Wie bereits deutlich geworden sein dürfte, gehe ich induktiv vor, das heißt, ich beziehe mich in meinen Behauptungen und Aussagen auf jahrzehntelange Praxiserfahrungen, Beobachtungen, und empirische Ergebnisse und Werte, aus denen, durch den weiteren Vergleich mit laufenden Praxisbeispielen, sich ein klares Theoriegebäude entwickelt hatte. Wie bei allen Theorien wird es laufend ergänzt und auch weiterentwickelt, die Kernaussagen bleiben jedoch ein fester Bestandteil dieser integralen und induktiven Vorgehensweise. Dabei hege ich keinen Anspruch auf Vollständigkeit oder „absolute Wahrheit", sondern gehe davon aus, dass sie sich im täglichen Leben mit einer sehr hohen Wahrscheinlichkeit bestätigt. Ich selbst erfahre diese Bestätigung jeden Tag in meiner praktischen Arbeit und bekomme von Kollegen*innen aus verschiedensten Disziplinen dasselbe Feedback. Bei allen Klienten*innen, Paaren und Gruppen, sowie in meinem persönlichen Umfeld trafen meine Kernaussagen bisher zu, *auch wenn sie sich immer in individuell unterschiedlichen Inhalten und Ausformungen darstellten.*

Teil II

Mythen, Antworten, Erfahrungswissen

Kapitel 13

Differenzierte „Bauchgefühle“

Antworten und Klärungen zu den entwerteten körpersensorischen Bereichen

In diesem zweiten Teil des Buches werde ich detailliert auf viele Behauptungen, Vorurteile, Fragen und Wertungen eingehen, die über Bauchgefühle im Vergleich zum Denken und zum Herz im Umlauf sind. Sie finden sich nicht nur in Büchern und den Medien wieder, sondern stammen auch von Fragen, Überzeugungen und Glaubenssätzen vieler Klient:innen, die ich im Laufe der Jahre gesammelt habe.

Ich werde Antworten geben, resultierend aus über 30-jährigem Erfahrungswissen zu diesen Allgemeinplätzen, Redensarten und Überzeugungen, welche sich größtenteils auf *etablierte* ***Mythen*** *stützen.* Es geht dabei keineswegs darum, die Denkprozesse vorzuführen und abzuwerten, sondern das Missverhältnis zwischen Denken und der Körpersensorik auch im Detail aufzuzeigen. Wir dürfen nicht vergessen, dass der (akademische) Wahrheitsanspruch des Denkens einem unantastbaren Paradigma gleicht. Nichtsdestotrotz kann ich mir gut vorstellen, wie schwer es in den letzten 300 Jahren für die Rationalität und Logik gewesen sein muss, sich gegen Vorurteile, Projektionen, irrationalen Ansichten und Aberglaube zu behaupten, die fest in der Gesellschaft und auch teilweise in der damaligen Wissenschaft verankert waren. Dabei beruhten auch diese Überzeugungen und Glaubenssysteme auf Denkprozessen und Prägungsmustern, denn es gibt schlichtweg keine Verschwörungs***gefühle***, Verschwörungs***emotionen*** oder Verschwörungs***empfindungen.*** Sie alle entstehen aus ***Vorstellungen und Gedankenkombinationen***, die automatisch EGESA (Emotionen, Gefühle, ...) dazu aktivieren – so abstrus sie auch sein mögen. Die Tradition und Überzeugung, dass nur Denken, Logik und Vernunft uns in der gesamten Entwicklung weiterbringen, hat sich spätestens seit der Aufklärung um 1700 im kollektiven Gedächtnis verankert. Wir dürfen nicht übersehen, dass – seit der kopernikanischen Wende 1543 – daraus ein hart erkämpfter Absolutheits- und Beweisanspruch entstanden ist, der entschlossen seine Deutungshoheit und Macht verteidigt. So hätte diese akademische Macht keine Mühe die „haltlosen Behauptungen über differenzierte Bauchgefühle" (um meinen Inhalt selbst einmal negativ zu pointieren) jederzeit abzuwehren. Eine effiziente Methode akademischen Machtanspruchs besteht darin, solche Behauptungen einfach zu ignorieren. Damit laufen diese ins Leere, während an den kollektiven hierarchischen Ordnungsstrukturen alles beim Alten bleibt.

Meine Bestrebung liegt letztlich nun darin, ein neues, handfestes und erstrebenswertes Verhältnis von Kopf, Körpersensorik und Herz zu etablieren. Dabei würde das alte hierarchische Ordnungsprinzip, das uns seit vielen Generationen geprägt hat, durch eine andere Ausrichtung und Zusammenarbeit ersetzt. Weder die Genialität des menschlichen Geistes mit seinen denkenden Leistungen noch seine führende Stellung im Allgemeinen wird dadurch geschmälert. In dieser neuen integralen Form gestalten die drei großen Ebenen Denken, Körper und Herz gemeinsam unser Leben und das der Gemeinschaft. Letztendlich beschert dieser Weg uns mehr Freiheit und Lebendigkeit.

Nachdem im ersten Teil des Buches die Grundlagen und ihre Zusammenhänge ausführlich und detailliert dargestellt wurden (siehe Kapitel 1–12) wird beim Richtigstellen und Widerlegen der verzerrten Zusammenhänge und irreführenden Aussagen zum Großteil auf ihre Wiederholung verzichtet.

Mythos 1 – Vertraue mehr dem Verstand als den Bauchgefühlen

Eine grundlegende Verunsicherung äußert sich wiederholt in zwei Fragen:

- **Wann kann ich Bauchgefühlen vertrauen und wie gelingt mir das überhaupt?**
- **Wann weiß ich, dass ich ein „richtiges Bauchgefühl" habe, sprich, wie unterscheide ich ein solches von alten überholten Erfahrungseinsichten?**

Die bekannte deutsche Psychologin Stefanie Stahl gibt dazu folgende Kurz-Empfehlung:

„In den Verstand gehen und die Situation von außen ansehen und sich fragen, was war da jetzt?“

Dann rät sie, die Situation zu analysieren und mit seinen Prägungen, die man vielleicht aus der Selbstreflexion schon kennt, abzugleichen und das einfach gesagt über den Verstandes-TÜV (Technischer Überwachungsverein) nochmals laufen zu lassen.

„Das geht aber nur, wenn ich soundso schon reflektiert bin. Wenn ich ganz identifiziert bin mit meinen Gefühlen, glaube ich soundso alles, was ich fühle“[47].

Stahls Antwort weist richtigerweise auf die wesentliche Unterscheidung hin, zwischen Körperreaktionen, die der Gegenwart geschuldet sind und alten Prägungsmustern. Wenn Gefühle, Stimmungen etc., egal ob von Bauch oder Herz, nicht in das Verhältnis zum Gesamtkontext gesetzt werden, sagen sie genauso wenig aus wie gedankliche Vorstellungen. Erst im Gesamtkontext der Gegenwart machen sie Sinn. Dann erkennen wir, ob sie sich aus Erfahrungsspuren rekrutieren oder vorwegnehmend und damit auch richtungsweisend sind. Trotzdem fehlt in Stahls Ausführungen etwas fundamental Wichtiges! Es fehlt das ***gefühlte Regulativ des empfindenden Bewusstseins***, das eine Art Kontrolle der Analyse des Verstandes darstellt. Nicht im Sinne einer Unterwerfung nach richtig und falsch, sondern als mitregulierende Instanz. Unterstützend und motivierend oder skeptisch und gegenteilig, also in beide Richtungen zeigend oder in neutraler Position.

Wie bereits dargestellt ist auf Grund der im System herrschenden Dominanz unseres Denkens nicht vorgesehen, sich selbst einer Prüfung durch die Körpersensorik zu unterziehen und diese auch als Entwicklungschance, im Sinne einer befruchtenden Wechselwirkung, zu sehen. Und genau das ist der zentrale Punkt auf den nie hingewiesen wird:

Es wird nur darauf Wert gelegt, die Bauchgefühle einer verstandesmäßigen Analyse zu unterziehen, jedoch nie umgekehrt, die Analyse von der Körpersensorik bewerten zu lassen. Das nämlich hieße, sie gleichzeitig mit den Gefühlsreaktionen in Beziehung zu setzen und nicht in einen Kampf gegeneinander auszuspielen. Selbst wenn bestimmte EGESA in eine andere Richtung als die Analyse zeigen, bedeutet dies nur, dass nochmals per Körperreaktion nachgeprüft werden sollte.

Mythos 2 – Bauchgefühle machen abhängig von Trieben, Gier und Sucht

Die oft zitierte Behauptung, dass Bauchgefühle abhängig machen von den Trieben und der Gier nach Erfolg, Macht, Besitztum, Frauen, Sex und vielem andern mehr, ist eine der größten Irrtümer und geht zurück auf die alte und undifferenzierte „Verteufelung“ der Bauchgefühle. Grundsätzlich sind Triebe und Motivation Aufforderungen an das Ich, einen vorherrschenden Mangel (Nahrung, Schlaf, Kontakt, Sex, Schutz usw.) zu befriedigen, sprich das, was fehlt, zu beheben. Ist der Mangel gestillt, erlöschen Trieb und Motivation, bis wieder ein neuer Mangel erscheint. In der Tierwelt hören Tiere auf zu fressen, wenn sie satt sind. Nur diejenigen fressen weiter, die mit längeren Hungerzeiten rechnen müssen.

Habsucht, Geiz, Neid, Eifersucht, sowie Gier und Sucht nach Macht, Herrschaft, Besitz, Geld, Frauen und Sex resultieren aus unseren Vorstellungen davon, durch die automatisch Motivation und Trieb aktiviert werden. Diese Verstandesausformungen benötigen folgende rationale Denkgrundlagen, um sich bilden zu können:

- Abwägen
- Vergleichen
- Unterscheiden
- Bewerten

Nachdem diese Gedankenmuster schwer zu kontrollieren sind, wurden ihre Auswirkungen seit jeher von der herrschenden Klasse und Obrigkeit als „animalischer Teil im Mensch“ abgewertet. Und wieder standen und stehen heute noch die Bauchgefühle als Schuldige da. Religion und Dogmen haben dabei einen wesentlichen Beitrag zu dieser eigenartigen Körperfeindlichkeit geleistet, auf Grund ihres sozial-moralischen und religiösen Machtanspruchs, schwarz/weiß-Denkens und der damit verbundenen Doppelmoral. Den endgültigen Todesstoß bekamen Bauchgefühle ab dem Zeitalter der Aufklärung (17. und 18. Jahrhundert), das durch bestimmte Ideen und geistige Entwicklungen geprägt war und unter dem Motto stand: „Sapere aude!“, „Habe Mut, dich deines eigenen Verstandes zu bedienen!“

Mythos 3 – Bauchgefühle sind ohne Logik und liegen oft falsch

Ob und wann Bauchgefühle falsch liegen, hängt von folgenden Faktoren ab:

- Aus welchen Denk- und Verhaltensprozessen die Bauchgefühle gerade entspringen.
- Ob zwischen den fünf körpersensorischen Ebenen (EGESA) differenziert wird und nicht nur Angst und Aggression im Fokus der Aufmerksamkeit stehen.
- Ob unterschieden wird, in welchem Dienst die Bauchgefühle stehen:
  - Im Dienst der Vorstellungen und der GANG?
  - Im Dienst gespeicherter Prägungsmustern aus der Vergangenheit?
  - Im Dienst einer authentischen und angemessenen Reaktion auf die jeweilige Situation, zum Beispiel als adäquate Emotion oder Stimmung?

Werden diese wichtigen Unterscheidungsmerkmale ignoriert, entgehen uns genau die zentralen Aspekte, die unsere fünf körpersensorischen Bereiche jeweils vermitteln könnten.

Mythos 4 – Bauchgefühle streben nur nach Lusterhöhung

Dieser Mythos stammt aus der Ecke von Sigmund Freud und wird scheinbar noch immer von Psychoanalytikern so vertreten. Auch in meiner Praxis kommen mir immer wieder ähnliche Begriffe zu Ohren, vor allem aber Umschreibungen, die dem gleichen. Wenn zum Beispiel Klient:innen erzählen, dass sie nur noch nach Lust und Laune leben und alles vermeiden wollen, was dem im Wege steht; oder dass sie nur noch mit Menschen verkehren, die auch nur Spaß haben wollen, weil das normale Leben zu ernst ist und wenig Lustvolles beinhaltet; oder dass sie Exzesse und Übertreibungen regelmäßig benötigen, sei es Alkohol, Drogen, Affären oder teure Anschaffungen, weil das Leben sonst so langweilig ist.

R. Bonelli hat in seinem Buch[3] sehr treffend Begriffe für seine Grundhaltung gegenüber Bauchgefühlen im Sinne von S. Freud formuliert. Im Vergleich zum Denken und der Vernunft misst er dem „Bauch" bei Entscheidungen und Lösungen einen minderen Stellwert, aus unterschiedlichen Aspekten, bei. Naheliegend, dass damit kein Bedarf an körpersensorischer Differenzierung nötig ist und dies in Folge den Negativbeweis dafür erbringt, dass Bauchgefühle ins Verderben führen, falls sie nicht unter der Kontrolle der Vernunft stehen. Was bleibt sind Warnungen, die mit erhobenem Zeigefinger darauf hinweisen, durch zu viel Bauchgefühl in Übertreibung, Abhängigkeit, Unfreiheit zu geraten und letztlich ins Unglück zu stürzen. Sie sind schlichtweg falsch, weil aus der Wechselbeziehung zwischen Bauch und Vernunft allgemeine Schlussfolgerungen gezogen werden, die als negative Projektion auf den Bauchgefühlen landen.

Mythos 5 – Nehmen wir Bauchgefühle ernst, überschätzen oder unterschätzen wir uns

Wenn das Prinzip dieser Zuschreibungen erkannt ist, wirkt die Tatsache, wie oft es sich in allen Varianten wiederholt, fast surreal. Es ist, als ob der kritische Verstand gegenüber sich selbst versagen würde. Auch in diesem Mythos findet sich keine Spur von Unterscheidung, wer hier etwas über- oder unterschätzt: das Bauchgefühl oder der verstandesorientierte Mensch, der zum Beispiel Angst, Sehnsucht, Gier oder ein unbefriedigtes Bedürfnis dieser Bauchgefühle als Unterstützung vorschiebt? Bauchgefühle sind – pauschal ausgedrückt – immer eine ***Reaktion***, eine bestimmte ***Befindlichkeit,*** auf eine momentane Situation. Deshalb kann ich den Bauchgefühlen keine Manipulation unterstellen. Wenn etwas manipuliert oder als Katalysator der Bauchgefühle wirkt, sind es unsere inneren Haltungen und Prägungen, die dementsprechende „Bauchgefühle“ aktivieren.

Mythos 6 – Wissenschaftliche Fakten werden als Wahrheiten interpretiert

Immer wieder wird auf die neurobiologischen Errungenschaften und Erkenntnisse hingewiesen, die klarerweise auch wichtig sind und unserem Verständnis über menschliche Ablaufmechanismen dienen. Dass sich jedoch aus wissenschaftlichen Fakten automatisch Wahrheiten ableiten lassen, empfinde ich als äußerst einseitig. Wissenschaftliche Erkenntnisse, die heute gelten, können schon morgen überholt sein. Lebendige Systeme weisen ein viel größeres, ineinander verschränktes Spektrum auf als mess- und reduzierbare Aussagen aus Forschungsergebnissen. Zum Beispiel kann gemessen werden, welche Hirnareale und -strukturen bei Gefühlen der Liebe, Verzeihung und Vergebung aktiviert werden. Ihre jeweilige empfindende Bedeutung, Sinn- und Symbolhaftigkeit für das Individuum, lässt sich auf wissenschaftlicher Faktenbasis hingegen nicht ermitteln.

Mythos 7 – Irrationale Ängste bestimmen unser Denken

Wie im Abschnitt Angst und Aggression bereits angedeutet, hält sich bei irrationalen Ängsten, denen keine objektive Gefahr unterliegt, hartnäckig die Überzeugung, dass sie unser Denken permanent mit der dazugehörenden Energie füttern und diese im Sinne der Angst bestimmen. Das bedeutet, dass ***aufgeblähte*** Bauchgefühle und Affekte das Denken dominieren und es in eine verzerrte Wirklichkeit rücken.

Dabei verhält es sich genau konträr. Die körpersensorischen Bereiche der Emotionen, so auch der Angst, übertreiben und explodieren in solchen inadäquaten Fällen nur dann, wenn unsere Vorstellungen und Gedankenmuster sich irrational aufblähen. Sie entfernen sich paradoxerweise immer mehr von ihrer eigenen Vernunftbasis und aktivieren dadurch Angst und Panik. Nachdem die Angst sich in (starken) Körperreaktionen zeigen kann – von leichten Zittern, Vibrieren, Mundtrockenheit, Schwitzen, erweiterte Pupillen, bis hin zu Stottern, fahrigem Reden und Handeln, schneller Hechelatmung, Weinattacken, Erbrechen usw. – wird in erster Linie auf die Emotion selbst fokussiert. Daraus resultieren mitunter auch diverse therapeutische Vorgehensweisen bei unangemessenen (neurotischen) Ängsten. Trotz des Wissens über die Verzerrung der Rationalität und Logik, wird versucht, die ***Emotion*** zu reduzieren (Medikamente, Entspannungstechniken, sicherer Ort, Desensibilisierungstechniken etc.), um der Verzerrung eine objektive Realität gegenüberzustellen. Zwar ist dieser Ansatz verstandesmäßig betrachtet richtig. Das Problem liegt jedoch in der Grundlage der Realitätsverzerrung, die nicht primär in einer mangelnden Affektkontrolle liegt, sondern auf jeweils individuelle Prägungserfahrungen zurückgeht. Menschen mit Angststörungen müssen den Teufelskreis ihrer Angstgeschichte und deren Prägung kennen, erst dann kann die wirkliche Arbeit in der Gegenwart beginnen. Die Erarbeitung dieser Grundlagen ist Voraussetzung, damit Menschen nach und nach spüren können, dass Angst nicht nur ein tiefsitzendes, lähmendes Ungeheuer ist, sondern in ihr auch eine blockierte Kraft liegt, die, wenn befreit, dem Individuum als Ressource zur Verfügung steht.

Mythos 8 – Dem Problem der Selbstregulierung liegen unkontrollierte Bauchgefühle zugrunde

Dieser Mythos ergibt sich aus wiederholten Aussagen und Fragen zur Selbstregulation, zur Kontrolle der Gefühle und überflutenden Emotionen und zum Umgang mit dem Sog, den Stimmungen auf uns ausüben:

Heftigen Bauchgefühlen, die uns überfluten und uns in einen hilflosen und willenlosen Zustand versetzen, gehen immer mit unkontrollierten Denkschablonen und Überzeugungen einher. Viele Menschen verwechseln daher Bauchgefühle mit Identität. **Identitäten** sind immer von Vorstellungen, gespeicherten Erfahrungswerten, Umwelteinflüssen und Grundeinstellungen geprägt. Das heißt, wir sind durch Prägungen aus der Familie, Gesellschaft und Kultur, in der wir aufgewachsen sind, massiv beeinflusst und gesteuert. Lebens- und Beziehungserfahrungen kommen später ebenfalls hinzu. Fühlen wir uns durch EGESA und Aggressionsformen überflutet, so können wir sicher sein, dass hier eine Identitätshaltung samt entsprechenden Vorstellungsmuster reagiert.

Identitäten schützen sich mit überschwemmenden Bauchgefühlen:

Fühlen wir uns in unserer Identität in Frage gestellt, bedroht oder attackiert, so reagieren wir innerlich, als ob es eine Sache auf Leben und Tod wäre. Geformte Identitäten mit gespeicherten Einstellungen, hierarchischen Ordnungsstrukturen und Werten besitzen nämlich kein lineares Zeitkontinuum, wodurch in der Beurteilung einer Bedrohung kein diesbezüglicher Erfahrungswert der Vergangenheit und Gegenwart einfließt. Identitäten sind ausschließlich mit den von ihnen aktivierten Gefühlen, Emotionen und Stimmungen (Gefühlsunterbau) einig. Deswegen kann sich unsere Identität sogar in harmlosen Gesprächen bedroht fühlen, wenn jemand eine Meinung vertritt, die diametral zu unserer identifizierten Überzeugung steht. Sofort können heftige emotionale oder stimmungsmäßige Reaktionen auftauchen. Sie sind die Vasallen, die als Gefühlsunterbau im Dienste unserer bedrohten Identität stehen und daher auch automatisch zum Schutz der Identität reagieren. Wir fühlen uns vor den Kopf gestoßen, werden lauter oder leiser, gereizter oder ängstlicher, der Tonfall ändert sich und je nachdem ob Kampf- oder Fluchtreflex in den Vordergrund rücken, ändert sich entsprechend Mimik, Gestik und Haltung. Und natürlich laufen solche inneren Szenerien nur allzu oft im Geheimen ab; wir agieren oder bleiben äußerlich cool und beherrscht, tief in uns drinnen aber tobt ein heftiger Kampf auf Leben und Tod. Wenn nun aus dieser anstrengenden und unangenehmen „Halteposition“ eine unangemessene Reaktion folgt, wird sie zum

Sündenbock. Es ist dann sehr einfach, unangemessenen Bauchgefühlen die Schuld an fehlender Selbstregulation zu geben. Erst der *bewusste Bezug zur Gegenwart,* zu unserem Alter und der Einschätzung der tatsächlichen Bedrohung hilft uns, die starken Reaktionen, wenn nötig, zu relativieren. Allerdings, so werden wir auch in der täglichen Übung sehr schnell merken, dass dieser kognitive Vorgang durch unser Tagesbewusstsein oft massiv erschwert wird, weil die heftigen körpersensorischen Reaktionen längst am Laufen sind. Sie reagieren im Auftrag des vermeintlichen Schutzes der persönlichen Identität. Daran zeigt sich wieder, dass der Einbezug des Gesamtkontextes zwar sehr wichtig ist, es jedoch schneller und authentischer geht, wenn wir in diese Bedrohung vertieft hineinspüren und dadurch unser empfindendes Bewusstsein einschalten. Dadurch kehrt Ruhe ein und unserer wahre Identität kann sich wieder zeigen. Alte Identitäten gebären sich nämlich vergleichbar mit schreienden Kindern, wenn sie etwas Wichtiges verloren oder verlegt haben. Auch diese müssen durch angepasste Maßnahmen beruhigt werden, dann scheint das Objekt, um das es ging, am Ende oft gar nicht mehr so wichtig zu sein.

Mythos 9 – Negative Herzgefühle bedürfen einer Verstandeskontrolle

Das Herz wird als Ort der menschlichen Werte und als selbstlose, der Liebe und Nächstenliebe dienende, gerechte Instanz betrachtet, wie die Aussage „Das Herz am rechten Fleck“ bildlich beschreibt. Dem Herz werden aber auch gegenteilige Attribute gegeben, wie „verstockt, egoistisch, kalt, böse, falsch, eigenwillig, unnahbar, versteinert, oder herzlos“. Dabei gibt es kein Herz, das egoistisch, kalt oder unnahbar ist, denn es liegt nicht in der Natur von Herz und Liebe, so zu sein (vgl. Spiz, 2022, Kapitel 10). Hingegen gibt es sehr wohl Menschen, die egozentrisch, rechthaberisch, kalt, boshaft, selbstbezogen, manipulierend oder missbrauchend sind. Genauso wie es eine verzerrte Selbstliebe gibt, die nichts mit den wahren Herzgefühlen zu tun hat, sondern eher in Richtung Selbstfixierung und Narzissmus tendiert. Das alles betrifft das *Individuum* mit seinen Vorstellungen, inneren Haltungen und Überzeugungen und nicht das Herz und die Liebe. Die bedingungslose Liebe würde als Beispiel Mitgefühl (nicht Mitleid!) niemals zum eigenen Vorteil oder zur Selbstwerterhöhung benutzen. Der Begriff „bedingungslos“ hat, was oft missverstanden wird, nichts mit Unterwürfigkeit und Abhängigkeit zu tun, sondern mit großer wertfreier Akzeptanz. Die bedingungslose Liebe ist daher eine außerordentliche hohe menschliche Qualität, die, wenn gefühlt, keiner Erklärung oder Beweises bedarf.[10]

Ebenso ist nicht das Herz das Problem, wenn von einem „versteinerten Herzen“ gesprochen wird. Es ist die Person selbst, die auf Grund tiefer Kränkungen oder schwerer Enttäuschungen keine Gefühle mehr zulässt, um sich vor möglichen weiteren Kränkungen zu schützen. Sie lässt folglich weder Gefühle in sich hinein noch aus sich heraus, was nach außen hin den Eindruck hinterlässt, als hätte sie ein Herz aus Stein. Das große Missverständnis ist auch auf der Herz- und Liebesebene dasselbe wie in der Körpersensorik. Überall wo Urteile, Abwägungen, Vorstellungen, Macht Überlegenheit und Zukunftsbilder mitschwingen, ist Verstand und Rationalität zugegen. So klar diese Denkprozesse auf der Hand liegen, so deutlich werden sie den Bauchgefühlen und Trieben angelastet.

Mythos 10 – Bauchgefühle müssen durch Liebe besänftigt und transformiert werden

Nicht nur aus psychologischen Kreisen erfahre ich solche Einstellungen, sondern höre darüber wiederholt auch von Klient:innen, die sich in spirituellen Kreisen bewegen. Meist einhergehend mit der in aller Munde betonten Achtsamkeit und dem „Loslassen negativer Gefühle und Emotionen“. Nun, da bin ich absolut anderer Meinung! Wenn schon, dann korrigieren und besänftigen sich Herz und Bauchgefühle gegenseitig, denn die Verbindung zwischen Herz und Bauch ist alles andere als eine Einbahnstraße:

Wenn wir zum Beispiel wütend auf jemanden sind, gleichzeitig aber auch Mitgefühl verspüren, so wird unsere Wut durch das parallele Mitgefühl gemildert. Umgekehrt kann unser Mitgefühl schnell verschwinden, wenn wir bemerken, dass eine Person dieses benutzt, um uns zu manipulieren und sich einen Vorteil herauszuholen. Im ersten Fall besänftigt das Mitgefühl unsere Wut und Empörung. Im zweiten Fall übernimmt unser empfindendes Bewusstsein die Führung und hält das Herzgefühl zurück, um keine falsche Entscheidung zu treffen.

Mythos 11 – Bauchgefühle heizen maßlos Lust und Sexualität an

Die Wahrnehmung von „Lust“ hat für viele praktisch denselben Stellenwert wie Bauchgefühle und die werden verantwortlich gemacht für Sexsucht und

Pornografie. Verspüren wir einen erotischen oder sexuellen Impuls, regt dies sofort unser Motivationssystem an. Gleichzeitig werden Vorstellungen und Fantasien aktiviert, begleitet von erregenden Gefühlen. Die Fantasien wirken weiter auf Luststeigerung und Sexualverlangen, was wiederum noch mehr Fantasien stimuliert, sodass sich die Spirale weiter und weiter nach oben dreht. Auch hier wiederholt sich die Frage, wer hier eigentlich wen in Sucht und Verlangen treibt?

Unser sexueller Impuls ist eine menschliche angelegte Regung, ein Trieb, der eine Eigenstimulation in Form von Lust und Erregung erzeugt und das Motivationssystem aktiviert. Interessanterweise flauen Lustgefühl und Erregung wieder ab, wenn es keine Gelegenheit gibt, dieses Verlangen zu befriedigen und – Wichtig! – wenn wir uns ausschließlich auf den Körper konzentrieren. Verlieren wir uns aber im wahrsten Sinne des Wortes in unseren Fantasien und Vorstellungen, dann kann das Sexualverlangen und der Druck, dieses auszuleben, übermächtig werden.

Das bedeutet zweierlei:

- Der sexuelle Impuls gründet im Sexualtrieb und wird von Bauchgefühlen höchstens zusätzlich begleitet.
- Die Steigerung der Lust, Erregung und des Verlangens wird in erster Linie von äußeren Stimuli (Frauen, Männer, Gerüche, Atmosphären, Sex- und pornografische Bilder etc.) angeregt und zusammen mit eigenen Fantasien und Vorstellungen aufgeladen.

Mythos 12 – Bauchgefühle sind widersprüchlich und unzuverlässig und zur Problemlösung ungeeignet

In dieser Behauptung wird immer wieder darauf hingewiesen, dass unser Verstand auf wiederholte Erfahrungen und Reflexion zurückgreifen kann und damit einen verlässlicheren Anker bietet als die launischen Bauchgefühle. Auch das ist undifferenziert und leider einmal mehr nur die halbe Wahrheit! Gerade dieses sich verlassen auf Wiederholungserfahrungen, vernachlässigt meistens die Reflexion in Bezug zu Gegenwart und Gesamtkontext. Was jedoch noch folgenschwerer wiegt, ist die Tatsache, dass sie wegen der Ähnlichkeit der Muster zu Projektionsfehlern führen. Erfahrungsroutine ist wichtig und gut, benötigt jedoch in Beziehungen ein genaues Reflektieren, um sie von Übertragungen und Projektionen unterscheiden zu können. Mein damaliger Lehrtherapeut Jean-Claude Audergon hatte mir vor 30

Jahren in einer Fallbesprechung gesagt, dass es nie dasselbe ist, mit jemandem auf dem Parallelgleis zu arbeiten, selbst wenn beide in die gleiche Richtung fahren.

Will heißen: Hinter jedem Prozess und Zustand, der uns „klar und typisch“ erscheint, befindet sich immer ein einzigartiger Mensch, mit einer eigenen Geschichte und einem individuellen Set an Grundlagen und Werkzeugen, die, wenn auch sehr ähnlich zu anderen, trotzdem immer etwas anders sind. Deswegen reduzieren Bezeichnungen wie reiner Bauchmensch, reiner Kopfmensch, reiner Herzmensch usw. sie zu einseitig entwickelten Individuen und werten sie damit ab:

- Erstens gibt es keine reinen Bauchmenschen (ebenso wie es keine reinen Kopf- und Herzmenschen gibt), genauso wie ein Mensch nicht nur eine Persönlichkeits- oder Charakterstruktur lebt, sondern vor allem in Stress- und Problembereichen eine dominant vertreten ist.
- Zweitens entstehen Konflikte meistens dann, wenn ein Lebensthema, unabhängig ob tiefgehend oder oberflächlich, sich dominant in den Vordergrund schiebt oder aus dem Hintergrund den Alltag beeinflusst und leitet.
- Drittens, wie soll eine Person der Situation angemessen reagieren, wenn sie von einem Lebensthema – und sei es, von außen betrachtet, noch so lächerlich – angetrieben und besetzt ist. Und es ihr nicht bewusst ist, dass ihr Verhalten letztendlich darauf zurückgeht. Die Widersprüchlichkeit und Gefühlsschwankungen kommen von dominanten Themen und ihren Gegenentwürfen, die oft damit im Widerstand stehen. Es sind nicht die widersprüchlichen Bauchgefühle die unzulänglich sind, sondern die sich widersprechenden Themen und divergierenden inneren Meinungen und Ziele, die beide (oft auch drei und mehr) die Bauchgefühle für ihre Zwecke automatisch aktivieren.

Mythos 13 – Bauchgefühle raten und suggerieren uns das Falsche

Eine Aussage, die ich öfters in der Praxis zu hören bekomme, wenn jemand zum Beispiel im Nachgang erkennt, dass er falsch und verletzend gehandelt hatte oder einem Irrtum aufgesessen war und sich daraus Konsequenzen mit Schuldgefühlen ergeben haben. Dann kommen Aussagen wie:

- „Ich hätte nicht auf meine Bauchgefühle hören sollen“.
- „Ich sagte mir, dass wenn ... und folgte dummerweise meinem falschen Gefühl“.

- „Als ich das hörte, dachte ich nur ... und schrie sie/ihn an. Ich hätte nicht auf meine Wut hören sollen“.

Solchen und vielen anderen, ähnlichen Aussagen ist gemeinsam, dass wir in Situationen mit Schuldgefühlen, Scham, Angst und Reue automatisch dazu tendieren, einen Schuldigen zu suchen, egal ob in uns selbst oder bei jemand anderem oder in den Umständen oder ... oder ... Mitunter bieten sich hier unsere Bauchgefühle ganz wunderbar als *erstinstanzliche* ***Sündenböcke*** an. Sie sind ideal, weil sie keine direkte Sprache im sprechenden Sinne besitzen und dadurch wehrlos sind. Wir müssten die Rationalität in ihrer Sprache überzeugen, dass ihre Ableger und Widersprüchlichkeiten die eigentlichen Drahtzieher des falschen Handelns sind und nicht die Bauchgefühle. Letztere waren nur das ausführende Fußvolk im Dienste der Denk- und Handlungsobrigkeit. Die Mechanismen dafür sind einfach, weil logisch und deswegen gut nachvollziehbar:

- Die allgemeine Schuldzuschreibung an Bauchgefühle leitet sich aus ihrer grundlegenden Undifferenziertheit ab.
- Das führt zur falschen Interpretation unseres Verstandes, noch dazu mit den falschen Denkbegriffen, die überall gang und gäbe sind und trotzdem für die Körpersensorik falsch liegen: Körpersensorische Bereiche (EGESA) können nicht reden, flüstern, beraten oder suggerieren. Auch wenn wir dies kognitiv wissen, vermitteln diese tausendfach wiederholten Begriffe den unbewussten Eindruck, als ob die Gefühle mit uns reden würden.
- Hingegen vermitteln die körpersensorischen Bereiche bestimmte Eindrücke mit einer Qualität, die automatisch vom Verstand interpretiert wird. Vieles davon läuft unbewusst ab. Wir sind alle geschult, diesen Ablauf permanent zu wiederholen und den Körper nur selten bewusst einzubeziehen. Unsere Rationalität stellt bestimmte Körperreaktionen vor Gegenreaktionen und prüft nicht nach, ob sie etwas Wichtiges signalisieren und ernsthaft geprüft werden sollten. Damit kommt es sehr oft zu Falschinterpretationen, die wir dann der Einfachheit halber den Bauchgefühlen anlasten. Für unseren Verstand bedeutet das Eingestehen der Eigenschuld einen herben Gesichts-, Kontroll- und Machtverlust und das muss unter allen Umständen verhindert werden.

Durch die den Bauchgefühlen zugeschobene Sündenbock-Rolle kommt fast immer das Dreiergremium von *Schuld, Scham und Angst*, (meist mit Reue verbunden) ins Spiel. Seit Urzeiten wirkmächtig und immer schon als Macht- und Disziplinierungsinstrument bewusst eingesetzt. Dieses Dreiergremium und die davon zusätzlich ausgelösten EGESA stehen ebenfalls im Dienste von rationalen Einstellungen, Konventionen, Werten und Überzeugungen, auf deren Basis sie aktiv werden. Wir sehen schon, dass wir einer Übermacht an Argumenten und felsenfesten Überzeugungen und Werten gegenüberstehen. Dabei sollten wir noch eine überzeugende und logisch begründete Übersetzungsleistung von den Körperempfindungen und Gefühlen in Verstandessprache gewährleisten, um die Vorverurteilungen der Bauchgefühle entkräften zu können. Vergleichbar mit einem Angeklagten, der den Richter überzeugen will, dass er falsch liegt und der wahre Schuldige im Rechtssystem zu suchen ist, welches der Staatsanwalt hier als Vertreter der Anklage vertritt. Da ist es doch viel einfacher, die Schuld bei den Bauchgefühlen zu lassen und zu sehen, wie wir aus der Nummer wieder rauskommen.

Wobei anzumerken ist, dass, wenn wir bewusst in uns hineinspüren, wir zugeben müssen, dass unser empfindendes Bewusstsein zwar weit verdrängt, aber deswegen nicht tot ist. Bei vielen Menschen rumort es im Untergrund als ein dumpfes Ahnen und kann, wenn andere Verhältnisse, Lebensabschnitte oder einschneidende Erfahrungen eintreten, aus der Versenkung plötzlich mächtig auftauchen. Selbst wenn wir immer noch nicht verstehen können, was es ausdrücken möchte und unser Verstand sich dagegen wehrt, gelingt es diesem kaum mehr, es wieder in die Versenkung zu verbannen.

Die Schuldverschiebung auf den Hund – ein anschauliches Beispiel:

Stellen Sie sich vor, ein erfahrener Jäger würde plötzlich seinem Spürhund die Schuld geben, weil er statt den Hasen eine im Wald streunende Katze geschossen hat, deren Spur der Hund auf den Befehl hin «Such, Such!» gefolgt war. Anstatt vor dem Abschuss genauer hinzusehen, welches Tier der Hund aufgespürt hatte, schießt der Jäger einfach drauf los und „Peng“ ist am Ende das falsche Tier tot. Und die Schuld wird dem armen Hund zugeschoben. Dabei bedeutet die Tatsache, dass der Jäger ohne seinen Spürhund höchstens zufällig einen Hasen finden würde und der Hund die allerwichtigste Informations- und Aufdeckebene für den Jäger ist. Er kann diesem jedoch nicht erklären, welchen Geruch er in der Nase hat, ob Hase oder Katze, da der Hund ein ganz anderes Mitteilungssystem hat (nämlich bellen, winseln, mit dem Schwanz wedeln etc.). Folglich muss der Jäger selbst entscheiden, ob er denkt, dass der Hund auf der richtigen, nämlich der erwarteten Hasenfährte ist. Stellt sich heraus, wie im Beispiel, dass es am Ende die falsche war, nämlich die Katzenfährte, steht der Hund als Versager da. Dabei mangelte es klar an der Differenzierungsfähigkeit des Jägers, denn der Hund hatte seine Aufgabe richtig gelöst und war der Fährte gefolgt. Was am Ende als fahler Nachgeschmack bleibt, ist, dass Jäger und Hund kein eingefleischtes Team mehr sind und sich weiteres Jagen nicht mehr lohnen würde. Kein guter Jäger würde sich also dermaßen ungerecht und dumm verhalten, wie in diesem Beispiel.

Unser rationaler Verstand (sozusagen der Jäger), tut dies jedoch ständig gegenüber unserer Körpersensorik (dem Jagdhund und seiner Spürnase).

Wofür automatische Denk- und Handlungsabläufe wichtig und lebensnotwendig sind:

Ein Großteil unserer Handlungen läuft automatisiert ab und das benötigen wir auch zur Bewältigung des Lebensalltags. Der Nachteil dabei ist, alles, was automatisiert wird, ist auch unbewusst. Wir können nicht permanent unsere Wahrnehmung parallel auf unsere Innen- und Außenwelt ausrichten, sonst würden wir handlungsunfähig werden. Denken Sie nur an das Autofahren. Würden wir zusätzlich zur Konzentration auf Verkehr, Geschwindigkeit, Einschätzung der Distanzen etc. noch bewusst die Arbeit unserer Füße mit Gas, Bremse und Kupplung miteinbeziehen, hätten wir über kurz oder lang einen Unfall oder müssten völlig überfordert aufgeben. Durch das Schalten auf Autopilot, bei sich wiederholenden Denk- und Handlungsabläufen, verschiebt sich das Ungleichgewicht zwischen Psyche und Körper in den Hintergrund und das beschriebene innere Ungleichgewicht läuft dann unbewusst ab. Wir sind permanent durch Inhalte und Themen der Alltagsbewältigung gefordert und abgelenkt, deshalb benötigen wir auch Struktur und automatisierte Denkweisen und Verhaltensabläufe, die auf die Steuerung geprägter hierarchischer Ordnungsstrukturen und Werteeinstellungen zurückgehen.

Ein weiterer Faktor, der mithilft, das innere Ungleichgewicht zwischen Denkhaltungen und Körpergefühlen nicht zu realisieren, beruht auf der viel höheren Wahrnehmungsgeschwindigkeit unserer Körpersensorik gegenüber dem Denken und der mentalen Kognition. Zwar ist unser Denken permanent im Vordergrund und in uns denkt und redet es ununterbrochen. Das hinterlässt uns den Eindruck, es sei viel schneller als die Körperwahrnehmung. Für den kleinen Ausschnitt, den unser Tagesbewusstsein im gesamten Wahrnehmungsbewusstsein belegt, ist diese Wahrnehmung auch richtig. Wenn wir daran denken, dass nur ca. 20–25 % der Kommunikation in Beziehungen uns bewusst ist und die restlichen 75–80 % unbewusst über den Körper (Mimik, Gestik, Stimme, Haltung; Bewegung, Energie, Atmosphäre etc.) ablaufen, bekommen wir eine Ahnung, wie viel an Kommunikation sich in der Körpersensorik abspielt, ohne dass wir dies merken. Trotzdem ist sie vorhanden und sie ist viel schneller im Aufnehmen von Signalen und Inputs als unser Denk- und Erkenntnisapparat.

Mythos 14 – Bauchgefühle sind wie Instinkte, immer gleich und unreflektiert ablaufend

Aktivierte Bauchgefühle werden oft als instinktiv, das heißt immer gleich und automatisch ablaufend, beschrieben. Das Prinzip der Wiederholung, dem Denkmuster und geprägte Vorstellungen unterliegen, wird hier den Bauchgefühlen zugeschrieben. Nur, dass sie im Unterschied zum Denken weder als logisch noch als gleichwertige Informationsquelle gesehen werden. Leider ist diese überlieferte Einstellung falsch, wird aber weiterhin postuliert, nicht zuletzt, weil viele zu ihrer Körpersensorik wenig Vertrauen haben und dadurch keinen entsprechenden Umgang damit finden. Die Folge davon ist, dass all jene körpersensorischen Gegenreaktionen, die nicht im Einklang mit der vorherrschenden Identität stehen, verdrängt oder abgespalten werden müssen und als wichtige Informationsquellen verloren gehen.

Selbstverständlich sind in der bewussten Erfahrung von Körperwahrnehmungen und Gefühlen auch immer neuronale Denk- und Erkenntnisvorgänge – sprich unser Kopf – dabei, damit sie unserem Alltagsbewusstsein in ihrer Sprache auch zugänglich werden. Der gravierende Unterschied zu den sonst reflexartigen Interpretationen unseres Gehirns besteht darin, dass in so einer Zusammenarbeit die Beteiligung des Denkens, Erfassens und Reflektierens ständig von der Körpersensorik korrigiert und kontrolliert wird. Wozu? Sonst galoppieren die rasend schnellen Interpretationen, die naturgemäß alles ordnen, einteilen und kontrollieren wollen, der bewussten Körperwahrnehmung laufend davon und greifen fast immer auf alte Erfahrungsmuster zurück, egal ob sie jetzt angemessen sind oder nicht. Unser Verstand hat große Mühe, etwas Unverstandenes auch nur für kurze Zeit so stehen zu lassen. Vor allem möchte er nicht die Übersetzungsleistung für das Bewusstsein der Körpersensorik überlassen. Ein bedrohlicher Zustand für unser denkendes Ich, dessen größte Bedrohung *der Verlust an Kontrolle, Übersicht und damit seiner Identität* ist.

Aus der Neurobiologie und Gehirnforschung wissen wir, dass unser Gehirn seit jeher drauf trainiert ist, Vergangenheit und Gegenwart ständig miteinander zu vergleichen, um gedankliche Hypothesen für Zukünftiges vorwegzunehmen. Für unsere Anpassungsleistung an die Umwelt entscheidend, denn wenn wir mit unseren inneren Abbildungen so nahe wie möglich an die äußere Realität herankommen, desto besser leben wir. All die Gefahren der Vorzeit machten dies zum Überleben erforderlich. Es gibt zwar keine Säbelzahntiger mehr, dafür Umwelt-

und Hungerkatastrophen, das Auseinanderbrechen gesellschaftlicher Gefüge, Kriege auf vielen Fronten, sich verändernde Beziehungs- und Arbeitsbelastungen, immer schnellere technische Fortschritte und eine Zunahme der geforderten Anpassungsleistung an gesellschaftliche und umweltbedingte Veränderungen. In Situationen, wo wir diesen großen Veränderungen ausgesetzt sind, ist die Zusammenarbeit von körpersensorischen Wahrnehmungen und denkenden Verarbeitungen besonders gefordert. Aktivierte Bereiche der Körpersensorik benötigen immer:

- einen Bezug zur Gegenwart und dem situativen Thema
- und die Unterscheidung, ob sie:
  - auf geprägte Erlebnisse und Erfahrungen zurückgreifen und eine automatische Reaktionsbildung davon sind, die auf Zukünftiges hinweist
  - eine angemessene Körperreaktion und situative Vorwegnahme einer bestimmten Qualität signalisieren, die die kommende Situation beinhalten dürfte.

Dies hat nichts mit Projektion zu tun, kann jedoch, wenn keine Differenzierung stattfindet, sehr schnell dort landen. Zwei fiktive Beispiele, die sich auf die hochqualifizierte Differenzierung im rationalen Denken bezieht – eine Selbstverständlichkeit für uns – sollen dies erläutern:

Die Obstmetapher

„Stellen Sie sich als erste Szene vor, für Sie wären Bananen, Äpfel, Birnen, Weintrauben, Orangen usw. alles einfach nur Obst. Sie haben Lust auf Obst und gehen in einen Gemüseladen und fragen das Verkaufspersonal nach Obst. Die Verkäuferin fragt zurück, welches Obst Sie möchten und Sie sagen „Einfach Obst, ein Kilo davon“. Die Verkäuferin zählt ein paar Obstsorten auf, um sicherzugehen, welche sie davon für Sie einpacken soll. Sie reagieren daraufhin irritiert und antworten: Na ganz einfach Obst, ein Kilo davon. Mich interessieren keine Unterschiede, ist doch alles Obst hier, oder?!“

Jeder Mensch, der Ihnen wohlwollend gestimmt wäre, würde Ihnen raten, schleunigst zu lernen, Obstsorten auseinanderzuhalten, weil es eben nicht egal ist, ob sie Bananen, Zwetschgen, Mangos oder saure Äpfel essen. Alle Sorten haben einen anderen Geschmack, wirken sich unterschiedlich auf das individuelle geschmackliche Wohlgefühl aus, ebenso auf die Verdauung, den Stoffwechsel usw.

Fatale Konsequenzen

„Stellen Sie sich nun auch vor, dass Sie als die gleiche Person im Wald herumspazieren und sie kommen an verschiedenen Sträuchern vorbei, an denen Beeren wachsen in unterschiedlichen Farben. Für Sie ist das ebenfalls alles Obst und Sie kosten von jeder Sorte ein paar. Kurze Zeit später wird ihnen übel und sie landen in der Notaufnahme. Der Arzt fragt Sie, was Sie in den letzten Stunden gegessen haben, und Sie antworten: „Obst“!

Zu Ihrem großen Glück hatten Sie nur Walderdbeeren, Brombeeren und eine Tollkirsche gegessen, sodass Ihnen zwar von letzterer speiübel wurde, jedoch ist eine Tollkirsche für einen gesunden Erwachsenen noch nicht tödlich.

Ein beherzter Arzt könnte Sie fragen, ob sie eigentlich lebensmüde sind und wenn Sie den Vorfall später Bekannten erzählen, würden die wahrscheinlich verständnislos den Kopf schütteln und sich fragen, wie man nur so dumm sein kann, giftige Waldbeeren als Obst zu interpretieren.

Nur wenn es schmerzt, spüre ich meinen Körper

Als ich vor vielen Jahren in einer REHA-Klinik gearbeitet hatte und einen Patienten während der Körperarbeit fragte, was er während meiner Behandlung an dieser oder jener Stelle spüre, meinte er: „Nichts“. Woraufhin ich nochmals präzisierte und nach der Empfindung fragte, wenn ich ihn berühre und behandle. Wieder meinte er: „Nichts“ und war etwas irritiert, weil er nicht verstand, worauf ich hinauswollte. Ich legte meine Hand auf seine Schulter und wieder kam: „Nichts“. Spüren Sie meine Hand, fragte ich ihn und er bejahte. „Was nehmen Sie wahr, wenn meine Hand auf Ihrer Schulter liegt?“ „Ich habe keine Schmerzen“, meinte er. „Können Sie die Wärme, den leichten Druck meiner Hand wahrnehmen und ist dies angenehm oder unangenehm, oder sollte ich Sie etwas fester oder weniger fest berühren? “ „Ich weiß nicht, das ist schon okay und es tut, wie gesagt, nicht weh.“

Bevor Sie jetzt vielleicht meinen, ich hätte da einen bewusstseinsdumpfen Holzklotz vor mir gehabt – er war ein intelligenter Mensch, der sich sehr aufgeschlossen und interessiert zeigte und sich äußerst differenziert mitteilen konnte. Seine Körperwahrnehmung hingegen bezog sich, von seinem Alltagsbewusstsein aus betrachtet, nur auf Schmerzen = schlecht, keine Schmerzen = gut, alles andere ist ok und deswegen nicht beachtenswert. Er war nicht der einzige mit dieser sehr eingeschränkten Körperwahrnehmung. Vielen Männern und auch Frauen ging und geht es ähnlich. Ihre übliche Körperwahrnehmung ist auf Schmerzen, Schmerzlosigkeit und eine neutrale Körperwahrnehmung ausgerichtet. Das bedeutet im Grunde, dass, wenn ich nichts mehr spüre, dann funktionstüchtig bin, mich nicht mehr um Körper und Gefühle kümmern muss und mich wichtigeren Dingen im Leben zuwenden kann. Wenn etwas nicht in Ordnung wäre, würde sich der Körper schon mit Schmerzen oder anderen Symptomen melden. Eben wie beim undifferenzierten Obsteinkauf!

Dieselbe Obstmetapher gilt für alle Wahrnehmungen der Körpersensorik, die als Bauchgefühle gelten, abgesehen von den kulturell erwarteten Emotionen oder in der Verliebtheit. Sie werden sich vielleicht denken „Warum nicht, solange die Person mit dieser eingeschränkten Körperwahrnehmung zufrieden ist, wäre die doch okay".

Der Haken liegt darin, dass diese – auch gesellschaftlich geförderte – Undifferenziertheit gegenüber Bauchgefühlen früher oder später zum Bumerang mutiert. Dann nämlich, wenn der Differenzierung eine tragende Bedeutung für unsere Erkenntnisfähigkeit und Entscheidungen zukäme und sie uns genau dann fehlt. Was wir dann tun, ist, uns auf die alten Denk- und Erkenntnisschablonen zu verlassen, die wir Vernunft nennen. Ohne die regulatorische und über die Gedanken hinausreichende Körpersensorik einsetzen zu können, stehen jedoch die Chancen zu richtigen Entscheidungen bei höchstens 50 %.

Mythos 15 – Bauchgefühle sind gespalten, chaotisch und unzuverlässig

Oft wird den Bauchgefühlen Chaos, Inkongruenz, Widersprüchlichkeit, falsche Impulse setzend, den Menschen spaltend und gesamthaft nur kurzsichtig und unpassend reagierend attestiert. Das ist falsch, denn *was spaltet, ist unser Denken.* Im Sinne einer klaren und legitimen Einstellung und Verhaltensweise sind die Persönlichkeitsanteile, unterschiedlichen Ichs, (Ego States) oder Handlungsimpulsgeber gespalten und damit untereinander uneinig und nicht kongruent. Sie bilden ein Gesamtsystem, wo gleichzeitig verschiedene Absichten und Ziele verfolgt werden und durch die jeweiligen Erfahrungswerte, die dahinterstehen, automatisch unterschiedliche Bauchgefühle dafür aktiviert werden. *Die Natur der Körpersensorik kommt diesen unterschiedlichen inneren Strömungen zugute. Körpersensorische Bereiche reagieren automatisch auf jedes Thema mit einer Qualität, die genau diesem Thema entspricht.* Hinzu kommt, dass sich wiederholende oder alltägliche Absichten, Ziele und Impulse meist von bereits gebahnten *inneren Überzeugungen beeinflusst und gesteuert werden. Diese hierarchischen Ordnungsstrukturen, Haltungen und Werte haben sich auf Grund prägender Erlebnisse, und wiederholter Erfahrungen, im Umfeld der jeweiligen Gesellschaft und Kultur gebildet. Ist dieser Hintergrund aktiviert, werden ebenfalls automatisch Körperreaktionen – sprich Bauchgefühle – ausgelöst, die diesen Prägungen entsprechen.*

Zur Dominanz des Denkens und unserer Vorstellungen

(G. Hüthers Erkenntnisse zu diesem Thema und sinngemäße Zusammenfassungen im Wechsel)

Natürliche Hierarchien werden in die Natur hineininterpretiert

Unser Gehirn ist laut Gerald Hüther nicht das Oberhaupt und damit das wichtigste Organ im Körper. Die Organe sind nicht hierarchisch organisiert und als Biologe findet er, dass es in der Natur keine Hierarchie gibt, sondern eine Selbstorganisation, im Sinne einer nichthierarchischen Ordnungsstruktur. Seit 10 000 Jahren wird jedoch in jeder Generation immer dieses hierarchische Denken implementiert. Bei den Primaten war es anders. Es gab individualisierte Gemeinschaften, Spurenleser, Fallensteller, Fellabzieher usw. und es gab keinen hierarchischen Leiter, der alles bestimmte und die Gruppe in der Hand hatte. Jeder tat das, wozu er oder sie besonders fähig waren, und gemeinsam organisierten und sicherten sie das Leben als Gemeinschaft. Laut Forschungen waren vor der Sesshaftwerdung die Gehirne der Primaten größer als danach.

„*Wir müssen ein seit 10 000 Jahren erhaltenes Ordnungsprinzip durch ein neues und besseres ersetzen. Das eine ist mit dem anderen nicht kompatibel. Wir können nicht gleichzeitig autokratisch führen und die Leute in ihre Eigenverantwortung bringen. Das funktioniert nicht.*“[48]

Unser Verhalten wird durch Vorstellungen gelenkt, die wir im Laufe des Lebens aus Erfahrungen ableiten

„*Unser Gehirn wird nicht durch genetische Programme zusammengebaut. Es gibt niemanden, der dieses Hirn in irgendeiner Weise zusammenbaut, sondern das ist ein sich selbst organisierender Prozess. Vernetzungen im Hirn sind nicht festgelegt, sondern sie sind zeitlebens umbaufähig. Das hat eine riesige Konsequenz für uns Menschen. Unser Verhalten wird nicht mehr wie bei Tieren durch Triebe und Instinkte gelenkt, sondern durch die Vorstellungen, die wir aus unseren jeweiligen Lebenserfahrungen ableiten. Manche dieser Vorstellungen haben wir von anderen übernommen und sind also – auf eine offene, fast prosaische Weise – immer noch und weiterhin Suchende in dieser Welt! Wenn wir ehrlich sind, weiß keiner, wie wir suchen sollen. Wir müssen es ausprobieren und es geht leichter, wenn man sich mit anderen gemeinsam auf den Weg macht. Aber das schützt einen nicht davor, sich als Individuum, manchmal sogar als Gemeinschaft, und sogar als ganze Gesellschaft, hoffnungslos zu verirren. Zum Glück gibt es trotz allem aber auch diese eine frohe Botschaft, die da heißt: „Man kann sich verirren, aber man kann auch wieder rausfinden"*[48].

Die Umbaufähigkeit (Plastizität) des Gehirns gestattet auch, zeitweilig in die Irre zu laufen. Die Herausforderung besteht darin, dies zu realisieren und zu merken, dass wir uns in einer Sackgasse befinden. Um dann die Kurve noch zu kriegen, bevor es zu spät ist und ein entscheidender Kurswechsel nicht mehr möglich ist.

Menschen können sich auch über Triebe und Instinkte hinwegsetzen, ja sogar sich selbst töten, weil sie beispielsweise die Vorstellung haben, dass ihr Leben ohne diese Partnerin/ohne diesen Partner, den oder die sie verloren haben, keinen Sinn mehr macht. Das kann kein Tier und es zeigt so deutlich, wie stark wir von abgeleiteten Vorstellungen unserer Erfahrungen geleitet sind.

„Auch, dass es im Leben darauf ankommt, immer schön alles ordentlich zu machen, dass es immer darauf ankommt, die Erwartungen der anderen zu erfüllen, dass man alles unter Kontrolle haben muss, Karriere machen muss und reich werden muss usw. Da gibt es nun ein ganzes Spektrum von lauter solchen Lösungen. [...] Ja, es gibt Lösungen, die dann auch ein ganzes Leben lang tragen könnten, aber es sind eben irrsinnig viele Lösungen dabei, die in die Sackgasse, in die Irre führen."[48]

Aus einer integralen und ganzheitlich ausgerichteten Methodik ist der Weg aus dem Dilemma im Grunde genommen einfach. Statt nur darüber nachzudenken und sich Lösungen vorzustellen, befähigt uns eine differenzierte Wahrnehmung der Bauchgefühle und Aggressionsformen, sie richtig einzuordnen: Entweder sind sie der Gegenwart angemessen und richtungsweisend oder sie sind ihr nicht angemessen, weil sie einem alten Erlebnismuster angehören. Folglich sind sie nicht nützlich und wir wissen in welche Richtung wir arbeiten können.

Anhang

Glossar

Bauchgefühle	Allgemein gebräuchlicher und undifferenzierter Sammelbegriff für EGESA, Aggressionsformen und Intuition.
EGESA	Abkürzung für **E**mpfindungen, **G**efühle, **E**motionen, **S**timmungen und **A**tmosphären, die – neben den Aggressionsformen – fünf Bereiche in der Körpersensorik repräsentieren und im allgemeinem und auch akademischen Sprachgebrauch undifferenziert als Bauchgefühle bezeichnet werden.
Big Five	Ein weiteres Synonym der fünf körpersensorischen Bereiche (EGESA).
Empfindendes Bewusstsein	Bewusstseinsinstanz, die über unsere *Körperwahrnehmung* Erkenntnisse gewinnt, im Unterschied zum *Erkennen* (Kognition), welches über das intellektuelle Denken seine Informationen holt. Das empfindende Bewusstsein ist in Abstimmung mit allen körpersensorischen Bereichen (EGESA, Aggressionsformen, Intuition) sowie dem Gesamtkontext, in dem ein Geschehen sich abspielt. Außerdem ist es an der situativen Körperwahrnehmung beteiligt. Das bedeutet, dass es gegenüber dem interpretierenden Verstand in der Lage ist, Prozesse und Zustände auf einer *ganzheitlich empfindenden Körperebene* vorwegzunehmen. Dadurch erweitert sich der Wahrnehmungshorizont über die körpersensorischen Bereiche hinaus. Das empfindende Bewusstsein äussert sich in Form einer untrüglichen körperlichen Empfindung zu Geschehnissen, die von Menschen individuell empfunden werden.

Gang

Die Gang ist der bedeutungsähnliche Begriff (Synonym) für die fünf Verbündeten des rational ausgerichteten Verstandes und sie werden im Buch von der Kehr- und Schattenseite des Denkens beleuchtet. Es sind dies:

- Kritik
- Zweifel
- Perfektion
- Immer im Abgleich und Bezug zu Vergangenheit und Zukunft
- Kontrolle, Dominanz und Sicherheit

Sie sind unabdingbare Werkzeuge, die wir als selbständig denkende und handelnde Menschen für die Strukturerhaltung der Rationalität, Logik und Argumentation und vieles andere mehr benötigen. *Dieselben Werkzeuge wenden sich jedoch unbarmherzig gegen uns selbst, wenn wir gegen Konventionen, Ordnungen verstoßen oder Erwartungen nicht erfüllen können.*

Literatur

Bauer, Joachim: Das Gedächtnis des Körpers – Wie Beziehungen und Lebensstile unsere Gene steuern, Eichborn Verlag, 2002

Bauer, Joachim: Schmerzgrenze – Vom Ursprung alltäglicher und globaler Gewalt. Heyne Verlag München, 2013

Bauer, Joachim: Das empathische Gen, S. 158, Verlag Herder, 2021

Bauer, Joachim: Realitätsverlust, Heyne

Bohne, Michael: Klopfen mit PEP: Prozess- und Embodimentfokussierte Psychologie in Therapie und Coaching. 2., aktualisierte und erweiterte Auflage, Carl Auer Verlag, 2016

Bonelli, Raphael: Bauchgefühle, Verlag Edition a, 2022

Gigerenzer, Gerd: Bauchentscheidungen, Goldmann, 2008

Gigerenzer, Gerd: Interview, 2012: https://www.youtube.com/watch?v=cCFK8t8PoU4

Grunwald, Markus: Homo Hapticus, Droemer, 2017

Hüther, Gerald: Dieser Denkfehler hält dich zurück, Podcast, 15.02.2023, Podcast

Hüther, Gerald: DAS ist der Grund für deine Traumata, 16.02.2023

Hüther, Gerald: So kommst Du in Deine Kraft, 17.02.2023, https://www.youtube.com/watch?v=4AI6YcHzFPw

Hüther, Gerald: Wir haben uns verirrt – Wie du (wortwörtlich) dein Gehirn in 4 Minuten reinigst, 13.03.2023 https://www.youtube.com/watch?v=q0jNQzQN5O8
https://www.youtube.com/watch?v=DW6f0MwFNmU
https://www.youtube.com/watch?v=fKYtbZCaxf8&t=18s

Hüther, Gerald: Kommunale Intelligenz; Verlag Edition Werkstatt, 2013

Hüther, Gerald; Burdy Robert: Wir informieren uns zu Tode, Herder, 2022

INFOsperber: Die Branche der Faktenchecker ist gekauft und kompromittiert, 10.Mai 2023, https://www.infosperber.ch/freiheit-recht/die-branche-der-faktenchecker-ist-gekauft-und-kompromittiert/

Kump, B.: Wie fühlt sich Intuition an? Antworten von PraktikerInnen aus dem Personalbereich. wissensblitz (189), 2017 https://wissensdialoge.de/wie-fuehlt-sich-intuition-an

LeDoux, Joseph: Das Netz der Gefühle, München: dtv, 1998

Levine, Peter A.: Intuition, Verbindung und Präsenz (engl./dt.), 24.08.2021, https://shop.auditorium-netzwerk.de/detail/index/sArticle/18649/sCategory/3

Marlock, Gustl; Weiss Halko: Handbuch der Körperpsychotherapie, Schattauer, 2006

Mausfeld, Reiner: Demokratie und Menschenbild, 21.04.2023, DAI Heidelberg, Deutsch-Amerikanisches Institut, https://www.youtube.com/watch?v=TCZ24kdcs6E&t=2176s

Mausfeld, Rainer: Angst und Macht, Westend Verlag, 2019

Mausfeld, Rainer: Warum schweigen die Lämmer, Westend Verlag, 2019

Mindell, Arnold: Traumkörper in Beziehungen: Prozessorientierte Psychologie in Praxis und Theorie, Sphinx-Verlag, 1994

Levine, Peter A.: Trauma-Heilung, Verlag Synthesis, 1998

Porges, Stephen, W.: Die Polyvagal-Theorie und die Suche nach Sicherheit, Probst, G.P. Verlag, 2021

Schmidt, Gunther: Reden reicht nicht, nicht reden aber auch nicht, Vortrag, 25.04.2023, https://www.youtube.com/watch?v=FSzwNM3LP2c

Spiz, Mario: Im Banne innerer Machtstrukturen, Verlag Lehmanns Media, 2022
Spiz, Mario: Integrales Beziehungsstellen, Verlag Lehmanns Media, 2022
Stahl, Stefanie: Kann ich meinem Bauchgefühl trauen? | So bin ich eben Podcast |#48, 29.03.2023 https://www.youtube.com/watch?v=jrtiE9TuYmA&list=TLPQMDcwMjIwMjNnvxJyXgv5-Q&index=3
Stangl, W.: Metakognition – Online Lexikon für Psychologie & Pädagogik (8.5.2023).
Van der Kolk, Bessel: Verkörperter Schrecken: Traumaspuren in Gehirn, Geist und Körper und wie man sie heilen kann, G.P. Probst Verlag, 2021
Wolinsky, Stephen; O'Ryan, Margaret: Die alltägliche Trance, Verlag Alf Luchow 1991/99

Quellenangaben

1. Interview mit Gerd Gigerenzer, 2012: https://www.youtube.com/watch?v=cCFK8t8PoU4
2. Gigerenzer Gerd: Bauchentscheidungen – Die Intelligenz des Unbewussten und die Macht der Intuition, Goldmann, 2008
3. Bonelli, Raphael: Bauchgefühle, Verlag Edition a, 2022
4. siehe Spiz 2022, Im Banne innerer Machtstrukturen, Kapitel 7: Die emotionale Altersregression
5. dito, s. Kapitel 17: Das vertiefte Spürbewusstsein der Empfindungskognition
6. Vgl. Spiz, 2022, Kapitel 16: Propriozeption/Tiefensensibilität – Basisempfindung zu Körper, Raum und Grenzen
7. Siehe Grunwald Markus: Homo Hapticus, Droemer Verlag, 2017
8. Bohne, Michael, (2016). Klopfen mit PEP: Prozess- und Embodimentfokussierte Psychologie in Therapie und Coaching. 2., aktualisierte und erweiterte Auflage, 2013. Carl Auer Verlag.
9. siehe Spiz 2022, Im Banne innerer Machstrukturen, Kapitel 7: Die emotionale Altersregression
10. siehe Spiz 2022, Im Banne innerer Machtstrukturen, Kapitel 10: Herz- oder Liebesschatten, Verlag Lehmanns Media
11. Spiz Mario: Im Banne innerer Machstrukturen, Kapitel 6, Mentaler Schatten, Verlag Lehmanns Media, 2022
12. Spiz Mario: Im Banne innerer Machstrukturen, Kapitel 17, Verlag Lehmanns Media, 2022
13. Kump, B. (2017). Wie fühlt sich Intuition an? Antworten von PraktikerInnen aus dem Personalbereich. wissens.blitz (189), https://wissensdialoge.de/wie-fuehlt-sich-intuition-an
14. LeDoux Joseph: Das Netz der Gefühle, München 1998; dtv ISBN 3423362537
15. Levine, Peter A.: Intuition, Verbindung und Präsenz (engl./dt.), 24.08.2021, https://shop.auditorium-netzwerk.de/detail/index/sArticle/18649/sCategory/3
16. Marlock Gustl, Weiss Halko: Handbuch der Körperpsychotherapie (S. 266: Der situative Körper) Schattauer, 2006
17. Vgl. Spiz, 2022: Kapitel 17: Die Erweiterung des vertieften Spürbewusstseins der Empfindungskognition, S. 208
18. Vgl. Spiz, 2022, Im Banne innerer Machtstrukturen, Kapitel 9: Trancephänomene, S. 121
19. Schmidt, Gunther: Reden reicht nicht, nicht reden aber auch nicht, Vortrag, 25.04.2023, https://www.youtube.com/watch?v=FSzwNM3LP2c
20. Vgl. Spiz, 2022, Im Banne innerer Machtstrukturen, Kapitel 6: Mentaler Schatten, S. 73; Verstand versus Körpersensorik, S. 81
21. Vgl. Spiz, 2022, Im Banne innerer Machtstrukturen, Kapitel 6: Mentaler Schatten, S. 73
22. Vgl. Spiz, 2022, Im Banne innerer Machtstrukturen, Kapitel 6: Körpersensorik, S. 88
23. Bauer Joachim (2002): Das Gedächtnis des Körpers – Wie Beziehungen und Lebensstile unsere Gene steuern. Eichborn Verlag
24. Vgl. Spiz, 2022, Im Banne innerer Machtstrukturen, Kapitel 17: Das vertiefte Spürbewusstsein der Empfindungskognition, S. 207
25. Vgl. Spiz, 2022, Im Banne innerer Machtstrukturen, Kapitel 6: Körpersensorik, S. 88, Kapitel 8: Atmung und Gegenwartsbezug, S. 115

26. Dito, Spiz 2022, Kapitel 6: Körpersensorik, S. 88
27. Dito, Spiz, 2022, Kapitel 17: Das vertiefte Spürbewusstsein der Empfindungskognition, S. 207
28. Spiz Mario: Im Banne innerer Machstrukturen, Kapitel 2, Aggressionstheorie aus moderner neurobiologischer Sicht (Joachim Bauer), Verlag Lehmanns Media, 2022
29. Bauer Joachim (2013): Schmerzgrenze – Vom Ursprung alltäglicher und globaler Gewalt. Heyne Verlag München
30. Vgl. Spiz, 2022, Im Banne innerer Machtstrukturen, Kapitel 4, S. 54: Aggression durch Blockierung und Reibung
31. Bauer Joachim: Das empathische Gen, S. 158, Verlag Herder, 2021
32. Dito Spiz, 2022, Im Banne innerer Machtstrukturen, Kapitel 13: Aggressionen ↔ Ängste ↔Energien
33. Vgl. Bauer Joachim (2002): Das Gedächtnis des Körpers – Wie Beziehungen und Lebensstile unsere Gene steuern. Eichborn Verlag
34. Vgl. Bauer Joachim (2013): Schmerzgrenze - Vom Ursprung alltäglicher und globaler Gewalt, Verlag Heyne
35. Vgl. M. Spiz: Im Banne innerer Machtstrukturen, 2022, Kapitel 6, Die Energie des Täters im Traumaopfer
36. Vortrag, Rainer Mausfeld: Demokratie und Menschenbild, 21.04.2023, DAI Heidelberg, Deutsch-Amerikanisches Institut, https://www.youtube.com/watch?v=TCZ24kdcs6E&t=2176s
37. Dito, M. Spiz, 2022, Kapitel 4, Verbindende und trennende Energien/Kräfte
38. Vgl. Spiz Mario, 2022: Kapitel 6, Der fehlende Part – Erweiterung der Arbeit mit dem Täterintrojekt
39. Mausfeld Rainer: Demokratie und Menschenbild, Vortrag im DAI Heidelberg – Deutsch-Amerikanisches Institut, 21.04.23, https://www.youtube.com/watch?v=TCZ24kdcs6E&t=1141s
40. Stangl, W. (2023, 8. Mai). Metakognition – Online Lexikon für Psychologie & Pädagogik.
41. Mindell Arnold: Traumkörper in Beziehungen: Prozessorientierte Psychologie in Praxis und Theorie, Sphinx-Verlag, 1994
42. INFOsperber: Die Branche der Faktenchecker ist gekauft und kompromittiert, 10.Mai 2023, https://www.infosperber.ch/freiheit-recht/die-branche-der-faktenchecker-ist-gekauft-und-kompromittiert/
43. Hüther Gerald: Dieser Denkfehler hält dich zurück, Podcast, 15.02.2023, Podcast, https://www.youtube.com/watch?v=DW6f0MwFNmU
44. Hüther Gerald: DAS ist der Grund für deine Traumata, 16.02.2023, https://www.youtube.com/watch?v=q0jNQzQN5O8
45. Porges, Stephen, W.: Die Polyvagal-Theorie und die Suche nach Sicherheit, Probst, G.P. Verlag, 2021
46. Hüther, Gerald: So kommst Du in Deine Kraft, 17.02.2023, https://www.youtube.com/watch?v=4AI6YcHzFPw
47. Stahl Stefanie: Kann ich meinem Bauchgefühl trauen? | So bin ich eben. Podcast | #48, 29.03.2023 https://www.youtube.com/watch?v=jrtiE9TuYmA&list=TLPQMDcwMjIwMjNnvxJyXgv5-Q&index=3
48. Hüther Gerald: Wir haben uns verirrt – Wie du (wortwörtlich) dein Gehirn in 4 Minuten reinigst, 13.03.2023, https://www.youtube.com/watch?v=fKYtbZCaxf8&t=18s

Mario Spiz – Das Grundlagenbuch

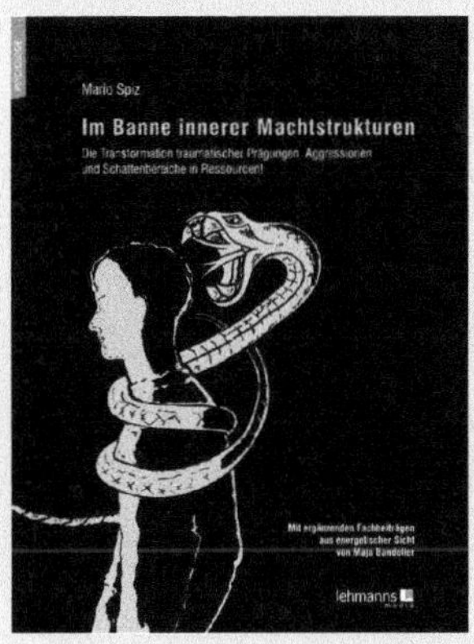

Mario Spiz
Im Banne innerer Machtstrukturen
Die Transformation traumatischer Prägungen, Aggressionen und Schattenbereiche in Ressourcen!
2022. 237 Seiten
ISBN 978-3-96543-293-2

Anhand von 15 repräsentativen Fallbeispielen greift der Buchautor aggressive Energie- und Machtstrukturen auf, die sich aus unseren Kindheits- und Sozialisationsprägungen sowie überwältigenden Erlebnissen gebildet haben. Sie beeinflussen und manipulieren unsere Wahrnehmung und steuern die emotionalen Handlungs- und Denkmuster.
Mit innovativen Methoden und einem vertieften Körper- und Spürbewusstsein werden diese Zustände verarbeitet und zu wertvollen Lebensressourcen transformiert.
Ein Inhaltsschwerpunkt dieses Buches geht zurück auf zwei drängende Fragen, deren Antworten bis heute unbefriedigend geblieben sind:
Wie wirken sich die Aggressionsformen und Machtstrukturen, die uns unbewusst steuern, auf die verborgenen Körper-, Energie- und Gefühlswelten aus?
Und. Wie können wir die Potentiale davon in konstruktiver Weise nutzen, anstatt uns selbst oder anderen damit zu schaden?
Neue fachliche und theoretische Erkenntnisse aus langjährigen Praxiserfahrungen begleiten und ergänzen die ausführlichen Falldarstellungen. Zur eigenen Selbsterfahrung sind sechs Übungsanleitungen angelegt.

https://www.lehmanns.de/isbn/9783965432932